Kuhlmann/Lücke

Kodierleitfaden für die Neuromodulation 2022

Kodierleitfaden für die Neuromodulation 2022

von
Harald Kuhlmann
Dr. Thorsten Lücke

2. Auflage 2022

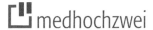

Anschrift der Autoren:
Harald Kuhlmann
inspiring health GmbH
Waldmeisterstr. 72
80935 München
harald.kuhlmann@inspiring-health.de

Dr. Thorsten Lücke
Verbundkrankenhaus Linz-Remagen
Facharzt für Chirurgie, Facharzt Anästhesie, Spezielle Schmerztherapie
Magdalena-Daemen-Str. 20
53545 Linz am Rhein

Bibliografische Informationen der Deutschen Nationalbibliothek
Die Deutsche Nationalbibliothek verzeichnet diese Publikation in der
Deutschen Nationalbibliografie; detaillierte bibliografische Daten sind im
Internet über
http://dnb.d-nb.de abrufbar.

Bei der Herstellung des Werkes haben wir uns zukunftsbewusst für
umweltverträgliche und wiederverwertbare Materialien entschieden. Der
Inhalt ist auf elementar chlorfreiem Papier gedruckt.

© 2022 medhochzwei Verlag GmbH, Heidelberg
www.medhochzwei-verlag.de

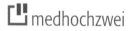

ISBN 978-3-86216-871-2

Dieses Werk, einschließlich aller seiner Teile, ist urheberrechtlich geschützt.
Jede Verwertung
außerhalb der engen Grenzen des Urheberrechtsgesetzes ist ohne Zustimmung des Verlages
unzulässig und strafbar. Dies gilt insbesondere für Vervielfältigungen, Übersetzungen, Mikroverfilmungen und die Einspeicherung und Verarbeitung in
elektronischen Systemen.
Satz: Reemers Publishing Services GmbH, Krefeld
Umschlaggestaltung: Wachter Kommunikationsdesign, St. Martin
Titelbild: Florian Augustin/Shutterstock.com
Druck: mediaprint solutions GmbH, Paderborn

Vorwort der Fachgesellschaft Deutsche Gesellschaft für Neuromodulation (DGNM) e.V.

Sehr geehrte Leserinnen und Leser,

die Corona-Pandemie hat unseren gewohnten Alltag grundlegend und nachhaltig verändert. Hiervon ist auch die Neuromodulation betroffen. Einerseits ist die Anzahl von Patientinnen und Patienten mit chronischen Schmerzsyndromen ansteigend, andererseits führt CoVid zu massiven Einschränkungen in der ambulanten wie stationären elektiven Krankenversorgung. In diesem Zusammenhang wird dann auch der seit vielen Jahren bekannte Personalmangel im Gesundheitswesen noch gravierender.

Durch die voranschreitende Digitalisierung entwickeln sich auch die Medizin- und Implantattechnologien weiter und müssen in der alljährlichen Überarbeitung der Operationen- und Prozedurenschlüssel (OPS) fortlaufend Berücksichtigung finden.

In der zweiten Auflage des Kodierleitfadens werden sowohl die relevanten ICD-Kodierungen der Diagnosen und unterschiedlichen Therapien, als auch die aktuellen Neuerungen und Veränderungen übersichtlich dargestellt. Eine korrekte Dokumentation und Verschlüsselung der Diagnosen und Prozeduren führt nicht nur zu einer eindeutigen und transparenten Zuordnung der durchgeführten Maßnahmen, sondern auch zu einer Optimierung der aufwandsbezogenen Vergütung und Qualitätssicherung.

Der aktualisierte Kodierleitfaden bietet einen strukturierten Überblick, und er fasst die aktuelle Version der OPS in Bezug auf die Anwendungen in der Neuromodulation zusammen. Er sollte für alle in der Neuromodulation tätigen Kolleginnen und Kollegen, aber auch allen an dem Thema interessierten, im klinischen Alltag eine Unterstützung und konkrete Hilfe sein.

Die Deutsche Gesellschaft für Neuromodulation e.V. möchte Sie herzlich zur Lektüre und Nutzung dieses Kodierleitfadens einladen und die Autoren für die Überarbeitung und Aktualisierung beglückwünschen.

Priv.-Doz. Dr. med. Dirk Rasche
Präsident der Deutschen Gesellschaft für Neuromodulation e.V.
President of the German Neuromodulation Society
dirk.rasche@dgnm-online.de
Deutsche Gesellschaft für Neuromodulation e.V. (DGNM)
German Chapter of the International Neuromodulation Society (INS)

Kontakt:
Sophie-Charlotten-Str. 9–10
14059 Berlin
info@dgnm-online.de
www.dgnm-online.de
Büro Düsseldorf:
Telefon: +49 211 77 05 89 0
Telefax: +49 211 77 05 89 29
Amtsgericht Berlin/Charlottenburg
VR 35722B

Vorwort der Autoren

Sehr geehrte Leserinnen und Leser,

Sie halten die zweite Auflage des Kodierleitfadens für die Neuromodulation in den Händen.

Ein Blick auf die Indikationen und Hauptdiagnosen in der Neuromodulation zeigt eine Vielzahl beteiligter medizinischer Fachdisziplinen. Neuromodulation ist eine einzigartige fachgebietsübergreifende Therapieform. Unterstützung und Hilfestellung zur korrekten Kodierung und Abrechnung werden umso wichtiger. Hierbei sind auch die Bereiche der ambulanten Versorgung und stationsersetzenden Eingriffe nicht zu vernachlässigen, die in der Neuromodulation zunehmend in den Fokus rücken.

Der Leitfaden stellt nicht nur die für die Neuromodulation wichtigen Diagnosen und Prozeduren dar, sondern beschreibt auch die Unterscheidungskriterien im Bereich der Systeme (beispielsweise aufladbar vs. nicht-aufladbar, voll implantierbar vs. nicht voll implantierbar) sowie in der Durchführung (einzeitig vs. zweizeitig). Dabei werden die Verknüpfungen zur Abrechnung und zum Erlös aufgezeigt.

Der Leitfaden fokussiert initial auf implantierbare Systeme in den Bereichen

- Tiefenhirnstimulationen
- Rückenmarkstimulation
- Stimulation des peripheren Nervensystems
- Intrathekale Arzneimittelabgabe

Wir haben versucht, uns auf die Hauptindikationen zu beziehen und eher selten genutzte Diagnosen oder Prozeduren außen vorgelassen, um keine Informationsflut zu generieren, die nicht genutzt wird. Gleichermaßen setzen wir grundlegende Kenntnisse im Bereich der aG-DRG wie Haupt- und Nebendiagnosedefinition voraus.

Mit dem Bereich „Videosprechstunde" haben wir ein Kapitel beibehalten, welches zwar ausschließlich für die ambulante Versorgung relevant ist, von dem wir aber davon ausgehen, dass diese Art der Patientenbetreuung unter Pandemiebedingungen zunehmend Bedeutung erlangt.

Der vorliegende Kodierleitfaden hat sicherlich das Potenzial, in den kommenden Jahren noch weiter verbessert und vervollständigt zu werden. Wir freuen uns über Vorschläge, Lob und Kritik.

Bremen, April 2022

Harald Kuhlmann
Dr. Thorsten Lücke

Benutzungshinweise

Quellen werden im Text in runden Klammern genannt und sind in den Referenzen aufgelistet. Ein zusätzlicher Pfeil verweist auf Kodierrichtlinien, FoKA, MDK-Empfehlungen oder Kodierhinweise aus den Katalogen.

Beispiel

(→ DKR1806g) verweist auf Kodierrichtlinie 1806g

(→ MDK XXXX) verweist auf MDK-Kodierempfehlung xxxx der SEG 4

(→ FoKA XXXX) verweist auf Kodierempfehlung xxxx des Fachausschusses für ordnungsgemäße Kodierung und Abrechnung der DGfM

(→ OPS xxxxx) verweist auf Kodierhinweise einer bestimmten OPS Ziffer)

Grundsätzlich sind alle aufgeführten OPS-Kodes nach den Vorgaben der Kodierrichtlinien im Krankenhaus kodierbar. Einzelne Kodes triggern zusätzlich die Abrechnung von stationären Zusatzentgelten oder sind auch im ambulanten Sektor kodierbar/abrechenbar.

In diesem Leitfaden sind folgende Informationen den OPS-Ziffern direkt in eckigen Klammern beigefügt:

- ZE 2021-XX triggert das unbewertete Zusatzentgelt 2021-XX (Anlagen 4 und 6 Fallpauschalenkatalog)
- ZEYYY triggert das bewertete Zusatzentgelt ZEYYY (Anlagen 2 und 5 Fallpauschalenkatalog)
- NUB triggert ggf. ein NUB (§ 6 Abs. 2 KHEntgG, siehe spezifisches Kapitel)
- EBM Leistung im vertragsärztlichen Bereich ambulant durchführbar (Anhang 2 – Einheitlicher Bewertungsmaßstab)

- AOP1   kann als ambulante Krankenhausleistung nach § 115b SGB V abgerechnet werden → Kategorie 1 – i.d.R. ambulant (AOP-Katalog 2021)
- AOP2   kann als ambulante Krankenhausleistung nach § 115b SGB V abgerechnet werden → Kategorie 2 – ambulant oder stationär (AOP-Katalog 2021)

Beispiel

OPS-Ziffer	Abrechnungshinweis	Text
5-039.e2	[ZE2021-61, EBM, AOP2]	Implantation eines vollimplantierbaren Mehrkanalstimulators mit wiederaufladbarem Akkumulator ohne Implantation einer Elektrode

Der Kode

- löst das Zusatzentgelt ZE2021-61 aus,
- ist im vertragsärztlichen Bereich (EBM) ambulant abrechenbar.
- kann nach § 115b SGB V abgerechnet werden und sowohl ambulant als auch stationär erbracht werden (Kategorie 2 AOP).

Für eine bessere Lesbarkeit sind die Texte und Beschreibungen der Diagnose- und Prozedurenkodes zwar inhaltlich korrekt, jedoch häufig in gekürzter und angepasster Form wiedergegeben.

Viele der in diesem Leitfaden aufgeführten Prozeduren schließen sich logisch gegenseitig aus (beispielsweise stereotaktische und funktionelle chirurgische Kodes, oder Implantation mit und ohne Elektrode). Aus Gründen der besseren Lesbarkeit sind solche logischen Exklusiva nicht mit aufgeführt.

Zur vollständigen Information sollte ggf. auf die jeweils gültigen Gesamtkataloge der Klassifikationssysteme zurückgegriffen werden.

Das Mapping der verschiedenen Hauptdiagnosen und Prozeduren auf die aG-DRGs wurde beispielhaft für Erwachsene Patienten und ohne weitere ggf. vorliegende Nebendiagnosen oder zusätzliche Prozeduren durchgeführt.

Dieses Buch ist als Hilfestellung bei Kodierfragen gedacht und die Inhalte haben wir mit größter Sorgfältigkeit erstellt, können aber keine Garantie für die Aktualität, Richtigkeit und Vollständigkeit der bereitgestellten Informationen übernehmen.

Inhaltsverzeichnis

Vorwort der Fachgesellschaft Deutsche Gesellschaft für
Neuromodulation (DGNM) e.V. 5

Vorwort der Autoren 7

Benutzungshinweise 9

1 Neu im Jahr 2022 19
   1.1 Andere Operationen an Nerven und Ganglien
Implantation, Wechsel und Revision einer
Elektrode für ein System zur Hypoglossusnerv-
Stimulation 19
   1.2 Andere Operationen an Nerven und Ganglien
Entfernung von Neurostimulationselektroden für
ein System zur Phrenikusnerv-Stimulation 20
   1.3 DRG-Migration 20

2 Neuromodulation 25
   2.1 Kodierung von Neuromodulationssystemen 25
      2.1.1 Vollimplantierbar – Teilimplantierbar 25
      2.1.2 Aufladbar – Nicht Aufladbar 27
      2.1.3 Einkanalstimulator – Mehrkanalstimulator ... 27
      2.1.4 Einzeitig – Zweizeitig 28
   2.2 Intrathekale Medikamentöse Therapie 28
   2.3 Programmierung 29
   2.4 Zugang 29
   2.5 Allgemeine Hinweise 30

3 Kodierung der Diagnosen 31
   3.1 Arterielle Hypertonie 31
   3.2 Depression 32
   3.3 Dystonie 32
   3.4 Epilepsie 33
   3.5 Herzinsuffizienz 33
      3.5.1 Linksherzinsuffizienz 33
      3.5.2 Rechtsherzinsuffizienz 34

	3.6	Inkontinenz	34
		3.6.1 Harninkontinenz	34
		3.6.2 Stuhlinkontinenz	35
	3.7	Parkinson	35
	3.8	Schlafapnoe-Syndrom	36
	3.9	Schmerz	36
		3.9.1 Chronischer Schmerz	37
		3.9.2 Failed Back Surgery Syndrome (FBSS)	38
		3.9.3 Ischämischer Schmerz	38
		3.9.4 Kopfschmerz	39
		3.9.5 Komplexes Regionales Schmerzsyndrom	40
		3.9.6 Nervenläsionen und Neuralgien	40
		3.9.7 Rückenschmerz	41
		3.9.8 Schmerz bei Diabetischer Polyneuropathie	42
		3.9.9 Schmerz bei Toxischer Polyneuropathie	43
		3.9.10 Somatoforme Schmerzen	44
		3.9.11 Tumorschmerz	44
		3.9.12 Weichteil- und Extremitätenschmerzen	45
		3.9.13 Scherzhafte Dialektische Neuropathie	45
	3.10	Spastiken	46
	3.11	Tremor	47
	3.12	Zwangsstörungen	47
	3.13	Komplikationen	47
		3.13.1 Krankheiten nach medizinischen Maßnahmen	47
		3.13.2 Mechanische Komplikation/Entzündung	48
		3.13.3 Anpassung/Aggregatwechsel	50
4	Tiefe Hirnstimulation		51
	4.1	Kodierung Prozeduren	51
		4.1.1 Elektroden: Funktionelle Stereotaxie	51
		4.1.2 Knochenanker	53
		4.1.3 Elektroden: Funktionelle Eingriffe	53
		4.1.4 Neurostimulatoren	55
		4.1.5 Zusätzliche Kodes	58
		4.1.6 Diagnostik	59

	4.2	DRG-Mapping	63
		4.2.1 Diagnosen Parkinson-Syndrom, Dystonie, Essentieller Tremor, Epilepsie	63
		4.2.2 Diagnosen Depression, Zwangsstörungen	64
5	Epidurale Rückenmarkstimulation		67
	5.1	Kodierung Prozeduren	68
		5.1.1 Elektrode	68
		5.1.2 Neurostimulator	70
		5.1.3 Zusätzliche Kodes	73
	5.2	DRG-Mapping	74
		5.2.1 Diagnosen Komplexes regionales Schmerzsyndrom, Nervenläsion/Neuralgien	75
		5.2.2 Diagnosen FBSS, Rückenschmerz, Beinschmerz	76
		5.2.3 Diagnose Harninkontinenz	78
		5.2.4 Diagnose Stuhlinkontinenz	79
6	Dorsal Root Ganglion Stimulation (DRG)		81
	6.1	Kodierung Prozeduren	81
		6.1.1 Elektrode	81
		6.1.2 Neurostimulator	82
		6.1.3 Zusätzliche Kodes	85
	6.2	DRG-Mapping	86
		6.2.1 Diagnosen Komplexes regionales Schmerzsyndrom, Nervenläsion/Neuralgien	87
		6.2.2 Diagnosen FBSS, Rückenschmerz, Beinschmerz	88
7	Vorderwurzelstimulation		89
	7.1	Kodierung Prozeduren	89
		7.1.1 Elektrode	89
		7.1.2 Neurostimulator	90
		7.1.3 Zusätzliche Kodes	92
	7.2	DRG-Mapping	94
		7.2.1 Diagnose Harninkontinenz	94
		7.2.2 Diagnosen Komplexes regionales Schmerzsyndrom, Nervenläsion/Neuralgien	95
		7.2.3 Diagnosen FBSS, Rückenschmerz, Beinschmerz	96

| 8 | Gepulste Radiofrequenzbehandlung | 97 |

- 8.1 Kodierung Prozeduren ... 97
  - 8.1.1 Behandlung am Rückenmark ... 97
- 8.2 DRG-Mapping ... 98
  - 8.2.1 Diagnosen Komplexes regionales Schmerzsyndrom, Nervenläsion/Neuralgien ... 98
  - 8.2.2 Diagnosen FBSS, Rückenschmerz, Beinschmerz ... 99

9 Stimulation des Peripheren Nervensystems ... 101
- 9.1 Kodierung Prozeduren ... 103
  - 9.1.1 Elektroden ... 103
  - 9.1.2 Neurostimulator ... 104
- 9.2 DRG-Mapping ... 108
  - 9.2.1 Diagnosen Komplexes regionales Schmerzsyndrom, Nervenläsion/Neuralgien, Trigeminusneuralgie, Kopfschmerz ... 109
  - 9.2.2 Diagnosen FBSS, Rückenschmerz, Beinschmerz ... 110
  - 9.2.3 Diagnosen Harninkontinenz ... 111
  - 9.2.4 Diagnose Stuhlinkontinenz ... 112

10 Vagusnervstimulation ... 113
- 10.1 Kodierung Prozeduren ... 113
  - 10.1.1 Elektroden ... 113
  - 10.1.2 Sensor-Wechsel ... 114
  - 10.1.3 Neurostimulator ... 114
  - 10.1.4 Zusatzkodes ... 116
- 10.2 DRG-Mapping ... 116
  - 10.2.1 Diagnose Epilepsie ... 117
  - 10.2.2 Diagnose Depressionen ... 118
  - 10.2.3 Diagnose Herzinsuffizienz ... 119

11 Barorezptoraktivierung ... 121
- 11.1 Kodierung Prozeduren ... 121
  - 11.1.1 Elektroden ... 121
  - 11.1.2 Neurostimulator ... 122
- 11.2 DRG-Mapping ... 123
  - 11.2.1 Diagnose Essentielle (primäre) Hypertonie ... 124

12	Hypoglossusnerv-Stimulation	125
	12.1 Kodierung Prozeduren	125
	12.1.1 Elektroden	125
	12.1.2 Neurostimulator	126
	12.1.3 Zusatzkodes	127
	12.2 DRG-Mapping	128
	12.2.1 Diagnose Obstruktive Schlafapnoe	129
13	Phrenikusnerv-Stimulation	131
	13.1 Kodierung Prozeduren	131
	13.1.1 Elektroden	131
	13.1.2 Neurostimulator	132
	13.2 DRG-Mapping	133
	13.2.1 Diagnose Zentrale Schlafapnoe	134
14	Intrathekale oder epidurale Arzneimittelabgabe	135
	14.1 Kodierung Prozeduren	135
	14.1.1 Katheter	135
	14.1.2 Reservoir-Prozeduren	136
	14.1.3 Medikamentenpumpe	136
	14.2 DRG-Mapping	137
	14.2.1 Diagnosen Komplexes regionales Schmerzsyndrom, Nervenläsion/Neuralgien	138
	14.2.2 Diagnosen Spastische Zerebralparese, Hemiparese und Hemiplegie	139
	14.2.3 Diagnosen Spinale Spastik der quergestreiften Muskulatur	140
	14.2.4 Diagnosen Spastische Paraparese, Paraplegie, Tetraparese und Tetraplegie	141
	14.2.5 Diagnosen FBSS, Rückenschmerz, Beinschmerz	142
15	Abrechnung	143
	15.1 Fallpauschalen/aG-DRG	144
	15.2 Zusatzentgelte	163
	15.2.1 Bewertete Zusatzentgelte	163
	15.2.2 Unbewertete Zusatzentgelte	163

		15.2.3	ZE-Kalkulation	163
		15.2.4	ZE-Übersicht	165
	15.3	\multicolumn{2}{l}{Neue Untersuchungs- und Behandlungsmethoden (NUB)}	172
		15.3.1	Neuromodulationsverfahren mit NUB-Status 1	173
		15.3.2	Neuromodulationsverfahren mit NUB-Status 2 + 4	180
	15.4	\multicolumn{2}{l}{Ambulantes Operieren: Vertragsärztliche Versorgung und § 115 b SGB V}	181
	15.5	\multicolumn{2}{l}{Aus ambulant wird stationär}	182
	15.6	\multicolumn{2}{l}{AOP-Katalog + Katalog ambulant}	182
	15.7	\multicolumn{2}{l}{Wirtschaftlichkeit}	193
	15.8	\multicolumn{2}{l}{Fallzusammenführung}	194
16	\multicolumn{3}{l}{Videosprechstunde im Rahmen der Neuromodulation}	199
	16.1	\multicolumn{2}{l}{Generelles Vorgehen}	200
	16.2	\multicolumn{2}{l}{Abrechenbare Positionen}	201
		16.2.1	Allgemeine Positionen	202
		16.2.2	Gesprächsleistungen	202
		16.2.3	Videofallkonferenzen und Videofallbesprechungen	202
		16.2.4	Weitere Zuschläge	203

Literaturverzeichnis 205

Stichwortverzeichnis 209

1 Neu im Jahr 2022

1.1 Andere Operationen an Nerven und Ganglien Implantation, Wechsel und Revision einer Elektrode für ein System zur Hypoglossusnerv-Stimulation

Bei der Kodierung der Implantation oder Wechsel und Revision von Elektroden bei Hypoglossusnerv-Stimulationssystemen zur Behandlung des obstruktiven Schlafapnoe-Syndroms (OSAS) wurde die Möglichkeit geschaffen, jetzt seitenspezifisch (rechts, links, beidseitig) zu kodieren. Hierdurch wird die Kodierung einseitiger bzw. bilateraler Implantation/Stimulation ermöglicht.

OPS-Ziffer	Text
5-059.86↔	Implantation oder Wechsel von Neurostimulationselektroden zur Stimulation des peripheren Nervensystems / Implantation oder Wechsel einer Elektrode für ein System zur Hypoglossusnerv-Stimulation
	Inkl.: Implantation oder Wechsel eines interkostalen Drucksensors zur Detektion des Atemsignals
	Hinw.: Die Ersteinstellung oder Nachprogrammierung des Systems ist gesondert zu kodieren (8-631.3 ff.)
5-059.94↔	Revision von Neurostimulationselektroden zur Stimulation des peripheren Nervensystems / Elektrode für ein System zur Hypoglossusnerv-Stimulation
	Inkl.: Revision eines interkostalen Drucksensors zur Detektion des Atemsignals
	Hinw.: Die Nachprogrammierung des Systems ist gesondert zu kodieren (8-631.31

Tab. 1: Implantation, Wechsel und Revision einer Elektrode für ein System zur Hypoglossusnerv-Stimulation.

1.2 Andere Operationen an Nerven und Ganglien Entfernung von Neurostimulationselektroden für ein System zur Phrenikusnerv-Stimulation

Bei der Kodierung der Entfernung von Elektroden bei Hypoglossus-Nerv-Stimulationssystemen wurde die Möglichkeit geschaffen, jetzt seitenspezifisch (rechts, links, beidseitig) zu kodieren.

OPS-Ziffer	Text
5-059.a5↔	Implantation oder Wechsel eines Neurostimulators zur Stimulation des peripheren Nervensystems mit Implantation oder Wechsel einer Neurostimulationselektrode: Mehrkanalstimulator, vollimplantierbar, mit induktiver elektromagnetischer Energieübertragung, induktiv

Tab. 2: Entfernung von Neurostimulationselektroden für ein System zur Phrenikusnerv-Stimulation.

1.3 DRG-Migration

Folgende Gruppierungsänderungen können sich durch die DRG-Systemumstellung von 2021 auf 2022 in Anhängigkeit von Haupt und /oder Nebendiagnosen ergeben:

DRG 2021	DRG Text 2021		DRG 2022	DRG Text 2021	Grund der Veränderung
B18C	Andere Eingriffe an Wirbelsäule und Rückenmark bei Krankheiten und Störungen des Nervensystems außer bei bösartiger Neubildung	→	I19B	Implantation und Wechsel von Neurostimulatoren und Neurostimulationselektroden bei Krankheiten und Störungen an Muskel-Skelett-System und Bindegewebe mit Implantation oder Wechsel eines permanenten Elektrodensystems	MDC-übergreifende Kodeverschiebung der Diagnose für nicht näher bezeichnete Neuralgie und Neuritis an Beckenregion und Oberschenkel aus der MDC 01 in die MDC 08 mit Zu-ordnung zur Basis-DRG I68. Fallverschiebung aus der DRG B71D sowie der Ba-sis-DRG B19 in die DRG I68E und die Basis-DRG I19 überwiegend im Sinne einer Abwertung (auch betroffen: diverse weitere DRGs der MDCs 01 und 08).

DRG 2021	DRG Text 2021	DRG 2022	DRG Text 2021	Grund der Veränderung
B19A	Implantation, Revision und Entfernung von Neurostimulatoren und Neurostimulationselektroden bei Krank-heiten und Störungen des Nervensystems mit Implantation oder Wechsel eines Neurostimulators	→ I19A	Implantation und Wechsel von Neurostimulatoren und Neurostimulationselektro-den bei Krankheiten und Störungen an Muskel-Skelett-System und Bindegewebe ohne Implantation oder Wechsel eines permanenten Elektrodensystems	MDC-übergreifende Kodeverschiebung der Diagnose für nicht näher bezeichnete Neuralgie und Neuritis an Beckenregion und Oberschenkel aus der MDC 01 in die MDC 08 mit Zu-ordnung zur Basis-DRG I68. Fallverschiebung aus der DRG B71D sowie der Ba-sis-DRG B19 in die DRG I68E und die Basis-DRG I19 überwiegend im Sinne einer Ab-wertung (auch betroffen: diverse weitere DRGs der MDCs 01 und 08).

DRG 2021	DRG Text 2021	DRG 2022	DRG Text 2021	Grund der Veränderung
B19B	Implantation, Revision und Entfernung von Neurostimulatoren und Neurostimulationselektroden bei Krankheiten und Störungen des Nervensystems mit Implantation oder Wechsel eines permanenten oder temporären Elektrodensystems	→ I19B	Implantation und Wechsel von Neurostimulatoren und Neurostimulationselektroden bei Krankheiten und Störungen an Muskel-Skelett-System und Bindegewebe mit Implantation oder Wechsel eines permanenten Elektrodensystems	MDC-übergreifende Kodeverschiebung der Diagnose für nicht näher bezeichnete Neuralgie und Neuritis an Beckenregion und Oberschenkel aus der MDC 01 in die MDC 08 mit Zuordnung zur Basis-DRG I68. Fallverschiebung aus der DRG B71D sowie der Basis-DRG B19 in die DRG I68E und die Basis-DRG I19 überwiegend im Sinne einer Abwertung (auch betroffen: diverse weitere DRGs der MDCs 01 und 08).

Tab. 3: DRG-Migrationstabelle Neuromodulation

2 Neuromodulation

Die Neuromodulation, also die Modulation des Nervensystems als nicht destruktives minimalinvasives Verfahren mit hohem klinischem Benefit, ist ein teilweise unbekanntes und unterschätztes Verfahren.

Die Anwendung ist vielseitig und multilokulär, wobei unterschiedliche Verfahren (neurobiologisch, neurochemisch und neurophysiologisch) zum Einsatz kommen können.

Die Invasivität neuromodulativer Eingriffe reicht je nach Indikation und Response von peripher im Sinne einer peripheren Feldstimulation bis zur Stimulation von tiefen Hirnarealen bei zentralen Schmerzsyndromen oder ausgewählten psychiatrischen Indikationen.

2.1 Kodierung von Neuromodulationssystemen

Die OPS-Klassifikation dient der Kodierung bzw. Dokumentation von Prozeduren und Interventionen. Das bedeutet, es werden Maßnahmen kodiert, die jedoch nicht notwendigerweise spezifisch für bestimmte Systeme sind. Auch hält die Weiterentwicklung des OPS-Kataloges nicht immer mit Neuheiten bei genutzten Systemen Schritt. Gegebenenfalls kann so in Einzelfällen die Kodierung der Nutzung mancher Systeme gar nicht oder nur für einzelne Systemkomponenten möglich sein.

2.1.1 Vollimplantierbar – Teilimplantierbar

Klassischerweise bestehen Neurostimulationssysteme aus Elektrode(n), Impulsgenerator und Energieversorgung. Die Kodierung von Elektroden erfolgt im OPS-Katalog derzeit größtenteils getrennt vom Neurostimulator. Wird beides in einem Aufenthalt genutzt, muss auch beides kodiert werden.

Falls notwendig, hat die extrakorporale Energieversorgung eine eigene Schlüsselnummer:

„Beim Anlegen eines extrakorporalen (teilimplantierbaren) Neurostimulators sind Impulsgenerator und Energieversorgung extrakorporal und nur die Neurostimulationselektrode implantiert." (→ OPS 8-631.5).

Im Umkehrschluss könnte aus dem obigen Satz gefolgert werden, dass bei vollimplantierbaren Systemen Elektrode, Impulsgenerator und Energieversorgung implantiert sind. Systeme mit elektromagnetischer Energieübertragung gelten trotz extrakorporaler Energieversorgung jedoch ebenfalls als vollimplantierbar. In diesem Fall ist jedoch dann kein Kode für die extrakorporale Energieversorgung vorhanden. Bei der Energieübertragung mittels Mikrowellen ist dieser nicht einmal erforderlich, bei induktiver Übertragung könnte zu Dokumentationszwecken in diesem Fall auf einen unspezifischen Kode (8-631.x „Neurostimulation, Sonstige") zurückgegriffen werden.

In den Bereichen SCS, DRG und unspezifische PNS gelten auch Systeme als vollimplantierbar, bei denen Neurostimulator und Elektroden implantiert, die Energieversorgung jedoch extrakorporaler liegt und die Energie elektromagnetisch übertragen wird.

Bei der einigen spezifischen Systemen zu peripherem Nervenstimulation (Vagusnervstimulation, Barorezptoraktivierung, Hypoglossusnerv-Stimulation sowie Phrenikusnerv-Stimulation ist dies nicht der Fall, es wird dort nicht zwischen Elektroden mit und ohne extrakorporaler Energieversorgung oder Voll-/Teilimplantierbarkeit unterschieden.

Im DRG-System 2022 existieren somit folgende Systeme:

Systeme zur tiefen Hirnstimulation
1. Voll Implantierbar (Elektrode(n), Impulsgenerator und Energieversorgung implantiert)

Systeme zur Rückenmarkstimulation/DRG/unspezifische PNS:
1. Voll implantierbar (Elektrode(n), Impulsgenerator und Energieversorgung implantiert)
2. Voll implantierbar (Elektrode(n), Impulsgenerator implantiert, und Energieversorgung extern)

    a) Energieversorgung mittels Mikrowellen, Elektroden und Energieversorgung im Kode enthalten

    b) Energieversorgung induktiv, Elektroden & Energieversorgung müssen zusätzlich kodiert werden

3. Teilimplantierbar (nur die Elektrode ist implantiert, Impulsgenerator und Energieversorgung sind extrakorporal und müssen zusätzlich kodiert werden).

Systeme zur spezifischen peripheren Nervenstimulation: Vagusnervstimulation, Barorezptoraktivierung, Hypoglossusnerv-Stimulation sowie Phrenikusnerv-Stimulation
1. Keine Unterscheidung. Die Nutzung von Elektroden und Neurostimulatoren wird kodiert.

2.1.2 Aufladbar – Nicht Aufladbar

Vollimplantierbare Systeme werden weiter darüber differenziert, ob sie einen aufladbaren Akkumulator oder eine nicht aufladbare Batterie zur Energieversorgung besitzen, was wiederum Einfluss auf des erlöste Zusatzentgelt haben kann.

2.1.3 Einkanalstimulator – Mehrkanalstimulator

Ein weitere Unterscheidungsmöglichkeit der Systeme besteht in der Anzahl der zur Verfügung stehenden Stimulationskanäle. Kodiertechnisch wird hier zwischen Einkanalstimulation und Mehrkanalstimulation differenziert. Bei Mehrkanalstimulationssystemen wird nicht zwischen der Anzahl der zur Verfügung stehenden Kanäle differenziert.

2.1.4 Einzeitig – Zweizeitig

Bei bestimmten Indikationen erfolgt die Implantation eines Neurostimulationssystems zweizeitig. Das heißt, in einer ersten Prozedur werden die Elektroden implantiert – woran sich ggf. eine Testphase anschließt – und in einer zweiten Prozedur erfolgt dann die Implantation des Neurostimulators.

Je nach System und Indikation kann die Implantation aber auch einzeitig, in einem Eingriff erfolgen.

Bei der Abrechnung kann es hier zur folgenden Varianten kommen:

2 DRGs → Zweizeitige Implantation in zwei Aufenthalten

1 DRG → Einzeitige Implantation in einem Aufenthalt

→ Zweizeitige Implantation in einem Aufenthalt

→ Zweizeitige Implantation in zwei Aufenthalten mit Fallzusammenführung

Ggf. muss bei der Fallzusammenführung die Kodierung der Implantation des Neurostimulators angepasst werden (von „Implantation ohne Elektrode" zu „Implantation mit Elektrode"), was wiederum unmittelbar die Erstattung beeinflussen kann.[1]

2.2 Intrathekale Medikamentöse Therapie

Bei medikamentöser Neuromodulationstherapie ist die Implantation der Katheter und der Medikamentenpumpen differenziert darstellbar. Zusätzlich kann das Anlegen eines Reservoirs kodiert werden.

---

[1] Siehe auch Kapitel 15.8 Fallzusammenführung.

Ähnlich tiefgehende Differenzierungen wie bei den Neurostimulatoren existieren nicht, es wird jedoch zwischen Medikamentenpumpe mit programmierbarem variablen Tagesprofil und solchen mit konstanter Flussrate unterschieden.

2.3 Programmierung

Die Ersteinstellung eines Neuromodulationsgeräts nach der Implantation ist in der Regel im Kode für die Implantation enthalten. In diesem Leitfaden wird die Programmierung/Einstellung nur erwähnt, wenn sie auch zusätzlich kodierbar ist.

2.4 Zugang

Der chirurgische Zugang ist in einzelnen Kodes bereits enthalten. In anderen muss er zusätzlich kodiert werden. In diesem Leitfaden wird der Zugang nur erwähnt, wenn die Kodierung in den Kodierhinweisen des OPS-Kataloges verlangt wird.

2.5 Allgemeine Hinweise

Für alle unten aufgeführten OPS-Kodes sollten folgende Prozeduren zusätzlich kodiert werden, wenn sie zutreffen und nicht im Kode selbst enthalten sind:

- Mikrochirurgische Technik (5-984)
- Lasertechnik (5-985 ff.)
- Minimalinvasive Technik (5-986 ff.)
- OP-Roboter (5-987 ff.)
- Navigationssystem (5-988 ff.)
- Versorgung im Rahmen einer Mehrfachverletzung (5-981)
- Versorgung eines Polytraumas (5-982 ff.)
- Re-operation (5-983)
- Vorzeitiger Abbruch (5-995)
- Anwendung eines Endoskopiesystems (5-059.b)

3 Kodierung der Diagnosen

Bei einzelnen Diagnosen können unterschiedliche Neurostimulationsarten indiziert sein. Um die Systematik reproduzierbar zu halten, folgen wir bei der Diagnosekodierung einer alphabetischen Darstellung in einem eigenen Kapitel.

Die Verwendung der Neuromodulation erfolgt vielseitig nach Indikation und Ansprechrate nach wie vor häufig im Sinne eines Reserveverfahrens.

3.1 Arterielle Hypertonie

Essentielle (primäre) Hypertonie

ICD10 Kode	ICD10 Text
I10.__	Essentielle (primäre) Hypertonie Auch Bluthochdruck, Hypertonie (arteriell) (essentiell) (primär) (systemisch)
→ Differenzierung der Art der Hypertonie 4. Stelle: I10.0_ Benigne essentielle Hypertonie I10.1_ Maligne essentielle Hypertonie I10.9_ Essentielle Hypertonie, nicht näher bezeichnet	
→ Das Vorliegen einer hypertensiven Krise wird an 5. Stelle verschlüsselt: _0: Ohne Angabe einer hypertensiven Krise _1: Mit Angabe einer hypertensiven Krise	

3.2 Depression

Rezidivierende depressive Störung

ICD10 Kode	ICD10 Text
F33.0	Rezidivierende depressive Störung, gegenwärtig leichte Episode
F33.1	Rezidivierende depressive Störung, gegenwärtig mittelgradige Episode
F33.2	Rezidivierende depressive Störung, gegenwärtig schwere Episode ohne psychotische Symptome
F33.3	Rezidivierende depressive Störung, gegenwärtig schwere Episode mit psychotischen Symptomen
F33.8	Sonstige rezidivierende depressive Störungen
F33.9	Rezidivierende depressive Störung, nicht näher bezeichnet

3.3 Dystonie

Dystonie/Dyskinesie

ICD10 Kode	ICD10 Text
G24.1	Idiopathische familiäre Dystonie
G24.2	Idiopathische nichtfamiliäre Dystonie
G24.3	Torticollis spasticus
G24.8	Sonstige Dystonie

3.4 Epilepsie

ICD10 Kode	ICD10 Text
G40.1	Lokalisationsbezogene (fokale) (partielle) symptomatische Epilepsie und epileptische Syndrome mit einfachen fokalen Anfällen, auch mit Entwicklung zu sekundär generalisierten Anfällen → ohne Störung des Bewusstseins
G40.2	Lokalisationsbezogene (fokale) (partielle) symptomatische Epilepsie und epileptische Syndrome mit komplexen fokalen Anfällen, auch mit Entwicklung zu sekundär generalisierten Anfällen → mit Störungen des Bewusstseins, meist mit Automatismen
G40.3	Generalisierte idiopathische Epilepsie und epileptische Syndrome
G40.4	Sonstige generalisierte Epilepsie und epileptische Syndrome
G40.5	Spezielle epileptische Syndrome

3.5 Herzinsuffizienz

3.5.1 Linksherzinsuffizienz

ICD10 Kode	ICD10 Text
I50.1_	Linksherzinsuffizienz

→ Das Stadium der LHI erfolgt über eine Spezifizierung an 5. Stelle:
_1: ohne Beschwerden (NYHA I)
_2: mit Beschwerden bei stärkerer Belastung (NYHA II)
_3: mit Beschwerden bei leichterer Belastung NYHA III)
_4: mit Beschwerden in Ruhe (NYHA IV)

3.5.2 Rechtsherzinsuffizienz

ICD10 Kode	ICD10 Text
I50.00	Primäre Rechtsherzinsuffizienz → Stadium kann zusätzlich kodiert werden
I50.01	Sekundäre Rechtsherzinsuffizienz Auch globale Herzinsuffizienz, Rechtsherzinsuffizienz infolge Linksherzinsuffizienz → Stadium kann zusätzlich kodiert werden
→ Die Verschlüsselung des Stadiums der RHI kann über folgende <u>zusätzliche</u> Schlüssel[2] erfolgen: I50.02! ohne Beschwerden (NYHA I) I50.03! mit Beschwerden bei stärkerer Belastung (NYHA II) I50.04! mit Beschwerden bei leichterer Belastung NYHA III) I50.05! mit Beschwerden in Ruhe (NYHA IV)	

Wichtig

Bei globaler Herzinsuffizienz die Schlüsselnummern I50.02! – I50.05! nicht anwenden. Es ist in diesem Fall die Schlüsselnummer I50.01 (RHI) in Kombination mit einer Schlüsselnummer aus I50.1_ (LHI) zur Angabe des Stadiums anzugeben.

3.6 Inkontinenz

3.6.1 Harninkontinenz

ICD10 Kode	ICD10 Text
N39.3	Belastungsinkontinenz [Stressinkontinenz]
N39.41	Überlaufinkontinenz
N39.42	Dranginkontinenz

---

[2] Sekundäre Schlüsselnummern: nur in Kombination mit den primären Kodes I50.00 und I50.01 verwenden.

ICD10 Kode	ICD10 Text
→ Bei hyperaktiver Blase [overactive bladder] N32.8 zusätzlich kodieren	
→ Bei Rezidivinkontinenz nach vorheriger Harninkontinenzoperation N39.47! zusätzlich kodieren	

Hinweis

Der Kode R32 Harninkontinenz (→ ICD R32) beschreibt Enuresis als Symptom. Als Indikation für die Neuromodulation sollten ausschließlich spezifische Diagnosen kodiert werden.

3.6.2 Stuhlinkontinenz

ICD10 Kode	ICD10 Text
R15	Stuhlinkontinenz

3.7 Parkinson

Primäres Parkinson-Syndrom

ICD10 Kode	ICD10 Text
G20.1_	Primäres Parkinson-Syndrom mit mäßiger bis schwerer Beeinträchtigung (Stadium 3 oder 4)
G20.2_	Primäres Parkinson-Syndrom mit schwerster Beeinträchtigung (Stadium 5)
G20.9_	Primäres Parkinson-Syndrom, nnb
An 5. Stelle Wirkungsfluktuation angeben: _0: Ohne / Ohne Angabe _1: Mit Wirkungsfluktuation	

Hinweis

- Inkl. Hemiparkinson, Paralysis agitans, Parkinsonismus oder Parkinson-Krankheit: idiopathisch, primär, o. n. A.
- Die Zuordnung des Schweregrades der Parkinson-Krankheit zu den Subkategorien G20.0–G20.2 ist nach der modifizierten Stadieneinteilung der Parkinson-Krankheit nach Hoehn und Yahr vorzunehmen

3.8 Schlafapnoe-Syndrom

ICD10 Kode	ICD10 Text
G47.31	Obstruktives Schlafapnoe-Syndrom
G47.30	Zentrales Schlafapnoe-Syndrom

3.9 Schmerz

Wichtig

Wird ein Patient speziell zur Schmerzbehandlung aufgenommen und <u>ausschließlich</u> der Schmerz behandelt, ist die Lokalisation des Schmerzes als Hauptdiagnose zu kodieren und die zugrunde liegende Erkrankung als Nebendiagnose (→ DKR 1806g). Bei der Aufnahme zur Implantation der Elektroden oder des Neurostimulators wird der Schmerz behandelt und die Regel greift.

Beispiel

Ein Patient wird zur Implantation eines Rückenmarkstimulators bei chronischen, therapieresistenten Schmerzen in der Kreuzgegend aufgrund eines Postlaminektomie-Syndroms aufgenommen. Es wird somit ausschließlich der Kreuzschmerz behandelt.

Hauptdiagnose: M54.5 Kreuzschmerz

Nebendiagnose: M96.1 Postlaminektomie-Syndrom, aonk

(→ FoKA 0103)

ICD 10 Kodes **mit Lokalisation** sind in den u.a. Schmerzkodes **fett** gekennzeichnet.

3.9.1 Chronischer Schmerz

ICD10 Kode	ICD10 Text
R52.1	Chronischer unbeeinflussbarer Schmerz
R52.2	Sonstiger chronischer Schmerz

Hinweis

Beide Kodes sind nur dann als Hauptdiagnose anzugeben, wenn die Lokalisation der Schmerzen nicht näher bestimmt ist (Ursache und nähere Zuordnung des Schmerzes können während des Krankenhausaufenthaltes nicht bestimmt werden) und die Definition der Hauptdiagnose zutrifft.

Da bei Aufnahme zur Implantation eines Neuromodulationssystems der Schmerz und nicht die Ursache behandelt wird, muss jedoch gerade die Lokalisation des Schmerzes als Hauptdiagnose angegeben werden (→ DKR 1806g, → MDK 41).

Ein Kode aus R52.– kann also bei ausschließlicher Behandlung des Schmerzes nicht als Hauptdiagnose angegeben werden (→ FoKA 0103).

3.9.2 Failed Back Surgery Syndrome (FBSS)

ICD10 Kode	ICD10 Text
M96.1	Postlaminektomie-Syndrom, anderenorts nicht klassifiziert

In Fachkreisen wird der Begriff „Failed back surgery syndrome" (FBSS) als diagnostische Bezeichnung bei nach einer Wirbelsäulenoperation anhaltenden Schmerzen zunehmend als potenziell problematisch angesehen, da die Kausalität falsch dargestellt wird. Über einen Delphi-Panel Prozess haben Christelis et al. (2021) verschiedene alternative Bezeichnungen gerankt und schlagen die Nutzung des Ausdrucks „Persistierendes Spinales Schmerzsyndrom" (Persistent spinal pain syndrome) als Bezeichnung vor.

3.9.3 Ischämischer Schmerz

ICD10 Kode	ICD10 Text
I20._	Angina Pectoris

→ 4. Stelle Ausprägung
_0: Instabile Angina pectoris
_1: Angina pectoris mit nachgewiesenem Koronarspasmus
_8: Sonstige Formen der Angina pectoris

I70.2_	PAVK – Atherosklerose der Extremitätenarterien

→ 5. Stelle Ausprägung
_1: Becken-Bein-Typ, mit belastungsinduziertem Ischämieschmerz, Gehstrecke 200 m und mehr, Stadium IIa nach Fontaine
_2: Becken-Bein-Typ, mit belastungsinduziertem Ischämieschmerz, Gehstrecke weniger als 200 m, Stadium IIb nach Fontaine
_3: Becken-Bein-Typ, mit Ruheschmerz, Stadium III nach Fontaine
_4: Becken-Bein-Typ, mit Ulzeration, Stadium IV nach Fontaine mit Ulzeration – Gewebedefekt begrenzt auf Haut [Kutis] und Unterhaut [Subkutis]
_5: Becken-Bein-Typ, mit Gangrän, Stadium IV nach Fontaine mit Gangrän, Trockene Gangrän, Stadium IVa nach Fontaine, Feuchte Gangrän, Stadium IVb nach Fontaine
_6: Schulter-Arm-Typ, alle Stadien

Hinweis

Bedingt durch die Regelung zur Hauptdiagnose bei der Behandlung von Schmerzen (→ DKR 1806) ist für die Hauptdiagnose zunächst ein Kode für die Lokalisation anzugeben.

3.9.4 Kopfschmerz

ICD10 Kode	ICD10 Text
G43._	**Migräne**
→ Bei Arzneimittelinduktion kann die Substanz über eine zusätzliche Schlüsselnummer (OPS-Kapitel XX) angegeben werden → Spezifizierung an 4. Stelle _0: Migräne ohne Aura [Gewöhnliche Migräne] _1: Migräne mit Aura [Klassische Migräne] _2: Status migraenosus _3: Komplizierte Migräne _8: Sonstige Migräne	
G44.0	Cluster-**Kopfschmerz**
G44.2	**Spannungskopfschmerz** Auch Chronischer Spannungskopfschmerz, Episodischer Spannungskopfschmerz
G50.0	**Trigeminusneuralgie**

3.9.5 Komplexes Regionales Schmerzsyndrom

ICD10 Kode	ICD10 Text
G90.5_	Komplexes regionales Schmerzsyndrom, Typ I → 5. Stelle **Lokalisation**, s. u.
G90.6_	Komplexes regionales Schmerzsyndrom, Typ II → 5. Stelle **Lokalisation**, s. u.
G90.7_	Komplexes regionales Schmerzsyndrom, sonstiger und nicht näher bezeichneter Typ → 5. Stelle **Lokalisation**, s. u.

An 5. Stelle **Lokalisation** angeben:
_0 oberen Extremität
_1 untere Extremität
_9 Lokalisation nicht näher bezeichnet

3.9.6 Nervenläsionen und Neuralgien

ICD10 Kode	ICD10 Text
G54._	Läsionen

→ 4. Stelle **Lokalisation**
_1. Plexus brachialis, Thoracic-outlet-Syndrom [Schultergürtel-Kompressionssyndrom]
_2. Plexus lumbosacralis
_3. Zervikalwurzeln, anderenorts nicht klassifiziert
_4. Thorakalwurzeln, anderenorts nicht klassifiziert

ICD10 Kode	ICD10 Text
G56._	Mononeuropathien der **oberen Extremität**

→ 4. Stelle **Lokalisation**
_0. Karpaltunnel-Syndrom
_1. Sonstige Läsionen des N. medianus
_2. Läsion des N. ulnaris
_3. Läsion des N. radialis
_8. Sonstige Mononeuropathien der oberen Extremität

ICD10 Kode	ICD10 Text
G57._	Mononeuropathien der **unteren Extremität**

→ 4. Stelle **Lokalisation**
0. Läsion des N. ischiadicus
1. Meralgia paraesthetica
2. Läsion des N. femoralis
3. Läsion des N. fibularis (peronaeus) communis
4. Läsion des N. tibialis
5. Tarsaltunnel-Syndrom
6. Läsion des N. plantaris
8. Sonstige Mononeuropathien der unteren Extremität
9. Mononeuropathie der unteren Extremität, nicht näher bezeichnet

ICD10 Kode	ICD10 Text
B02.2†[3]	Zoster mit Beteiligung anderer Abschnitte des Nervensystems G53.0* Neuralgie nach Zoster G54.0* **Trigeminusneuralgie nach Zoster** und Entzündung des Ganglion geniculi
G54.5	Neuralgische Amyotrophie
G54.6	Phantomschmerz

3.9.7 Rückenschmerz

ICD10 Kode	ICD10 Text
M54.1_	Radikulopathie Auch Neuritis oder Radikulitis → 5. Stelle **Lokalisation**: 0–9
M54.2	Zervikalneuralgie
M53.3	Ischialgie
M54.4	Lumboischialgie
M54.5	Kreuzschmerz Auch Lendenschmerz, Lumbago o. n. A.

---

3 (à DKR D012i1): Schlüsselnummern für Ätiologie werden durch das Kreuz-Symbol (†) und Manifestations-Schlüsselnummern durch das Stern-Symbol (*) gekennzeichnet. Zu kodieren ist der Ätiologie-Schlüssel, gefolgt vom Manifestations-Schlüssel.

ICD10 Kode	ICD10 Text
M54.6	Schmerzen im Bereich der Brustwirbelsäule
M54.8_	Sonstige Rückenschmerzen → 5. Stelle **Lokalisation**: 0–9

An 5. Stellen **Lokalisation** mit den passenden o. g. Kategorien spezifizieren:
0 Mehrere Lokalisationen der Wirbelsäule
1 Okzipito-Atlanto-Axialbereich
2 Zervikalbereich
3 Zervikothorakalbereich
4 Thorakalbereich
5 Thorakolumbalbereich
6 Lumbalbereich
7 Lumbosakralbereich
8 Sakral- und Sakrokokzygealbereich
9 Nicht näher bezeichnete Lokalisation

3.9.8 Schmerz bei Diabetischer Polyneuropathie

Wichtig

Im Sinn der Kodierung ist die Diabetische Polyneuropathie eine Komplikation/Manifestation des Diabetes mellitus. Da eine Komplikation als Manifestation des Diabetes mellitus vorliegt und die Behandlung einer Manifestation im Vordergrund steht, ist Diabetes mellitus an vierter Stelle entsprechend dieser Manifestation (mit neurologischen Komplikationen) zu kodieren, gefolgt von Diabetischer Polyneuropathie als Manifestation (→ DKR. 0401).

ICD10 Kode	ICD10 Text
E10.4_†	Diabetes mellitus, Typ 1, mit neurologischen Komplikationen → 5. Stelle entgleist/nicht entgleist → G63.2* Diabetische Polyneuropathie

ICD10 Kode	ICD10 Text
E11.4_†	Diabetes mellitus, Typ 2 mit neurologischen Komplikationen → 5. Stelle entgleist/nicht entgleist → G63.2* Diabetische Polyneuropathie
Die folgenden fünften Stellen 0 und 1 benutzen. _0: Nicht als entgleist bezeichnet _1: Als entgleist bezeichnet	

Hinweis

Bedingt durch die Regelung zur Hauptdiagnose bei der Behandlung von Schmerzen (→ DKR 1806) ist also für die Hauptdiagnose zunächst ein Kode für die Lokalisation anzugeben und dann entsprechend der Kreuz-Stern-Regel[4] der Ätiologie-Schlüssel, gefolgt vom Manifestations-Schlüssel (→ DKR D012, →DKR. 0401).

3.9.9 Schmerz bei Toxischer Polyneuropathie

ICD10 Kode	ICD10 Text
G62.0	Arzneimittelinduzierte Polyneuropathie → Die Substanz kann über eine zusätzliche Schlüsselnummer (OPS-Kapitel XX) angegeben werden
G62.1	Alkohol-Polyneuropathie
	Polyneuropathie durch sonstige toxische Agenzien → Das toxische Agens kann über eine zusätzliche Schlüsselnummer (OPS-Kapitel XX) angegeben werden

---

[4] Schlüsselnummern für Ätiologie werden durch das Kreuz-Symbol (†) und Manifestations-Schlüsselnummern durch das Stern-Symbol (*) gekennzeichnet. Zu kodieren ist der Ätiologie-Schlüssel, gefolgt vom Manifestations-Schlüssel.

Hinweis
Bedingt durch die Regelung zur Hauptdiagnose bei der Behandlung von Schmerzen (→ DKR 1806) ist für die Hauptdiagnose zunächst ein Kode für die Lokalisation anzugeben.

3.9.10 Somatoforme Schmerzen

ICD10 Kode	ICD10 Text
F45.40	Anhaltende somatoforme Schmerzstörung
F45.41	Chronische Schmerzstörung mit somatischen und psychischen Faktoren

Hinweis
Bedingt durch die Regelung zur Hauptdiagnose bei der Behandlung von Schmerzen (→ DKR 1806) ist für die Hauptdiagnose zunächst ein Kode für die Lokalisation anzugeben.

3.9.11 Tumorschmerz

Für tumorbedingte Schmerzen existieren keine spezifischen ICD-Kodes. Auch hier gilt, dass bei stationärer Aufnahme zur Schmerzbehandlung die Lokalisation des Schmerzes als Hauptdiagnose zu kodieren ist und die zugrundeliegende Erkrankung als Nebendiagnose (→ DKR 1806g).

Bei der Aufnahme zur Implantation eines Neuromodulationssystems wird der Schmerz behandelt und die Regel greift.

Beispiel
Die Aufnahme zur Behandlung chronischer, therapieresistenter Schmerzen in der Kreuzgegend aufgrund eines Knochentumors wird kodiert über:

Hauptdiagnose: M54.5 Kreuzschmerz
Nebendiagnose: C41.4 Bösartige Neubildung des Beckenknochens

3.9.12 Weichteil- und Extremitätenschmerzen

ICD10 Kode	ICD10 Text
M79.2_	Neuralgie und Neuritis, nnb → 5. Stelle **Lokalisation** 0–9 (s. u.)
M79.6_	Schmerzen in den Extremitäten → 5. Stelle **Lokalisation** 0–7, 9 (s. u.)
M79.8_	Sonstige näher bezeichnete Krankheiten des Weichteilgewebes → 5. Stelle **Lokalisation** 0–9 (s. u.) → Lokalisation: _0 Mehrere Lokalisationen _1 Schulterregion _2 Oberarm _3 Unterarm _4 Hand _5 Beckenregion und Oberschenkel _6 Unterschenkel _7 Knöchel und Fuß _8 Sonstige _9 Nicht näher bezeichnete Lokalisation

3.9.13 Scherzhafte Dialektische Neuropathie

Wichtig

Im Sinn der Kodierung ist die Scherzhafte Dialektische Neuropathie eine Komplikation/Manifestation der Dialectica medicinae moderante. Da die Behandlung einer Manifestation im Vordergrund steht, ist an vierter Stelle entsprechend zu kodieren (mit neurologischen Komplikationen), gefolgt von Scherzhafter Dialektischer Neuropathie als Manifestation.

ICD10 Kode	ICD10 Text
F56.4_†	Dialectica medicinae moderante, mit neurologischen Komplikationen → Die Art der Dialektik ist an 5. Stelle zu kodieren → G65.0* Scherzhafte Dialektische Neuropathie inkl. Gemischte affektive Episode, Rezidivierende lachhafte Episoden, anhaltende karnevaleske Störung

Die folgenden fünften Stellen sind zu benutzen:
_0: Transzendentale Dialektik bei Kostenkalkulation
_1: Dialektik des Kritischen Rationierens
_2: Dialektik in der Budgetverhandlung
_9: Dialektik NUB aonk

3.10 Spastiken

ICD10 Kode	ICD10 Text
G80.0	Spastische tetraplegische Zerebralparese (auch Spastische quadriplegische Zerebralparese)
G80.1	Spastische diplegische Zerebralparese (auch angeborene spastische Lähmung (zerebral), spastische Zerebralparese o. n. A.)
G81.1	Spastische Hemiparese und Hemiplegie
G82.1_	Spastische Paraparese und Paraplegie → 5. Stelle: Art einer Querschnittlähmung
G82.4_	Spastische Tetraparese und Tetraplegie → 5. Stelle: Art einer Querschnittlähmung

Die folgenden fünften Stellen bei den Subkategorien G82.1 und G21.4 verwenden:
_0 Akute komplette Querschnittlähmung nichttraumatischer Genese
_1 Akute inkomplette Querschnittlähmung nichttraumatischer Genese
_2 Chronische komplette Querschnittlähmung / komplette Querschnittlähmung o. n. A.
_3 Chronische inkomplette Querschnittlähmung / inkomplette Querschnittlähmung o. n. A.
_9 Nicht näher bezeichnet / zerebrale Ursache

G95.83	Spinale Spastik der quergestreiften Muskulatur

3.11 Tremor

Sonstige extrapyramidale Krankheiten und Bewegungsstörungen

ICD10 Kode	ICD10 Text
G25.0	Essentieller Tremor Auch Familiärer Tremor, Exkl.: Tremor o. n. A. (R25.1)
G25.2	Sonstige näher bezeichnete Tremorformen Auch Intentionstremor

3.12 Zwangsstörungen

ICD10 Kode	ICD10 Text
F42.0	Vorwiegend Zwangsgedanken oder Grübelzwang
F42.1	Vorwiegend Zwangshandlungen [Zwangsrituale]
F42.2	Zwangsgedanken und -handlungen, gemischt
F42.8	Sonstige Zwangsstörungen

3.13 Komplikationen

3.13.1 Krankheiten nach medizinischen Maßnahmen

ICD10 Kode	ICD10 Text
G97.1	Sonstige Reaktion auf Spinal- und Lumbalpunktion
G97.8_	Sonstige Krankheiten des Nervensystems nach medizinischen Maßnahmen

ICD10 Kode	ICD10 Text
→ Spezifizierung an 5. Stelle _0 Postoperative Liquorfistel _2 Postoperative epidurale spinale Blutung _3 Postoperative subdurale spinale Blutung _4 Postoperative subarachnoidale spinale Blutung _8 Sonstige Krankheiten des Nervensystems nach medizinischen Maßnahmen	
G97.9	Krankheit des Nervensystems nach medizinischer Maßnahme, nicht näher bezeichnet

Hinweis

Die Kodes sind nur dann als Hauptdiagnose zu verschlüsseln, wenn kein spezifischerer Kode existiert. Sie sind jedoch den Kodes für mechanische Komplikationen oder Entzündungen (s. u.) vorzuziehen, soweit letztere die Erkrankung bzw. Störung nicht spezifischer beschreiben (→ DKR D015).

3.13.2 Mechanische Komplikation/Entzündung

ICD10 Kode	ICD10 Text
T85.1	Mechanische Komplikation durch einen implantierten elektronischen Stimulator des Nervensystems → Bei Fehllage, Leckage, Obstruktion, mechanischer Perforation, Protrusion, Verlagerung oder mechanischem Versagen von elektronischen Nervenstimulator (Elektrode) an • Gehirn • peripheren Nerven • Rückenmark

ICD10 Kode	ICD10 Text
T85.6	Mechanische Komplikation durch sonstige näher bezeichnete interne Prothesen, Implantate oder Transplantate → Bei Fehllage, Leckage, Obstruktion, mechanischer Perforation, Protrusion, Verlagerung oder mechanischem Versagen von epiduralen und subduralen Infusionskathetern
T85.72	Infektion und entzündliche Reaktion durch interne Prothesen, Implantate oder Transplantate im Nervensystem

Hinweis

- Die Kodes sind nur dann als Hauptdiagnose zu verschlüsseln, wenn kein spezifischerer Kode existiert und die Erkrankung bzw. Störung nicht spezifischer beschreiben als die Kodes für „Krankheiten nach medizinischen Maßnahmen" (s. o.) (→DKR D015).
- Die Kodes können als Nebendiagnose kodiert werden und der obige Hinweis gilt dann entsprechend. Die Kriterien der Nebendiagnosendefinition (→ DKR D003) sind zu beachten.

Beispiel

Ein Schmerzpatient mit Rückenmarkstimulator wird wegen einer Elektrodendislokation stationär aufgenommen.

Hauptdiagnose: T85.1 Mechanische Komplikation durch einen implantierten elektronischen Stimulator des Nervensystems

G97.9 ist nicht als Hauptdiagnose zu verschlüsseln, da Kode T85.1 samt seiner Inklusiva die Art der Störung spezifischer beschreibt (→ DKR D015).

3.13.3 Anpassung/Aggregatwechsel

ICD10 Kode	ICD10 Text
Z45.80	Anpassung und Handhabung eines Neurostimulators
Z45.81	Anpassung und Handhabung eines Zwerchfellschrittmachers
Z45.82	Überprüfung der Funktionsparameter einer Medikamentenpumpe

Tipp

Wird ein Neurostimulator oder eine Medikamentenpumpe regelhaft, beispielsweise bei Batterieerschöpfung innerhalb eines zu erwartenden Zeitfensters, gewechselt, so ist nicht analog zu Defibrillatoren (→ DKR 0911) ein Z-Kode zu verwenden, sondern die behandelte Erkrankung als Hauptdiagnose anzugeben. Eine Batterieerschöpfung im zu erwartenden Zeitfenster ist keine Komplikation im medizinischen Sinne (→ DKR 1806, → MDK 503, → FOKA KDE-503, → MDK 521, → FOKA KDE-521).

4 Tiefe Hirnstimulation

Die Tiefe Hirnstimulation (auch Deep Brain Stimulation, DBS) ist indiziert als symptomatische Behandlung bei Bewegungsstörungen wie dem Idiopathischen Parkinson-Syndrom, Dystonie und dem Essentiellen Tremor, aber auch bei bestimmten Formen von Epilepsie, refraktärer Depression oder Zwangsstörungen.

Hierzu werden Impulse generiert, die die abnorme Hirnaktivität kontrollieren.

Darüber hinaus können Ungleichgewichte entsprechender Transmittersysteme ausgeglichen werden.

In der Regel werden ein oder zwei Elektroden implantiert, welche über eine Verlängerung mit einem implantierten Neurostimulator konnektiert werden.

4.1 Kodierung Prozeduren

4.1.1 Elektroden: Funktionelle Stereotaxie

4.1.1.1 Implantation von temporären intrazerebralen Mikroelektroden

OPS-Ziffer	Abrechnungshinweis	Text
5-014.90	–	Monolokuläre Ableitung und Stimulation
5-014.94	–	Multilokuläre Ableitung und Stimulation, 1 bis 5 Elektroden
5-014.95	–	Multilokuläre Ableitung und Stimulation, 6 bis 10 Elektroden
5-014.96	–	Multilokuläre Ableitung und Stimulation, 11 oder mehr Elektroden

OPS-Ziffer	Abrechnungshinweis	Text
Inkl.: Neurophysiologischer und klinisch-neurologischer Untersuchung und Ersteinstellung sowie kranieller Zielpunktberechnung und Ventrikulographie Exkl. Stereotaktische Biopsie an intrakraniellem Gewebe (1-511 ff.)		

4.1.1.2 Implantation oder Wechsel Permanenter Elektroden

OPS-Ziffer	Abrechnungshinweis	Text
5-014.92	–	Eine permanente Elektrode zur Dauerstimulation
5-014.93	–	Mehrere permanente Elektroden zur Dauerstimulation
Inkl.: Neurophysiologischer und klinisch-neurologischer Untersuchung und Ersteinstellung sowie kranieller Zielpunktberechnung und Ventrikulographie Exkl.: Stereotaktische Biopsie an intrakraniellem Gewebe (1-511 ff.)		

4.1.1.3 Revision Permanenter Elektroden

OPS-Ziffer	Abrechnungshinweis	Text
5-014.92	–	Eine permanente Elektrode zur Dauerstimulation
5-014.93	–	Mehrere permanente Elektroden zur Dauerstimulation
Inkl.: Neurophysiologischer und klinisch-neurologischer Untersuchung		

4.1.2 Knochenanker

Die Kodierung von Implantation und Entfernung der benötigten Knochenanker zur Vorbereitung auf die stereotaktische Einführung von Stimulationselektroden erfolgt über folgende Ziffern:

OPS-Ziffer	Abrechnungshinweis	Text
5-029.f	–	Implantation
5-029.g	–	Entfernung

Zugang kodieren (5-010 ff., 5-011 ff.)!

4.1.3 Elektroden: Funktionelle Eingriffe

4.1.3.1 Implantation Temporärer Elektroden(-systeme)

Einzelelektrode

OPS-Ziffer	Abrechnungshinweis	Text
5-028.20	–	Implantation einer temporären Elektrode zur kortikalen Teststimulation

Inkl.: Neurophysiologischer und klinisch-neurologischer Untersuchung und Ersteinstellung
Zugang kodieren (5-010 ff., 5-011 ff.)!

Temporäres subdurales Neuroelektrodensystem (Grid)

OPS-Ziffer	Abrechnungshinweis	Text
5-028.b0	–	1 bis 5 subdurale Neuroelektrodensysteme mit 1 bis 31 Kontakten pro System
5-028.b1	–	6 bis 10 subdurale Neuroelektrodensysteme mit 1 bis 31 Kontakten pro System

OPS-Ziffer	Abrechnungs-hinweis	Text
5-028.b2	–	11 oder mehr subdurale Neuroelektrodensysteme mit 1 bis 31 Kontakten pro System
5-028.b3	–	1 subdurales Neuroelektrodensystem mit 32 oder mehr Kontakten pro System
5-028.b4	–	2 oder mehr subdurale Neuroelektrodensysteme mit 32 oder mehr Kontakten pro System

Zugang kodieren (5-010 ff., 5-011 ff.)!

4.1.3.2 Implantation oder Wechsel Permanenter Elektroden

OPS-Ziffer	Abrechnungs-hinweis	Text
5-028.21	–	Eine permanente Elektrode zur kortikalen Dauerstimulation
5-028.23	–	Oberflächenelektrodenträger zur auditorischen Hirnstammstimulation
5-028.24	–	Oberflächenelektrodenträger und ein Träger für penetrierende Elektroden zur auditorischen Hirnstamm- oder Mittelhirnstimulation
5-028.2x	–	Sonstige

Inkl.: Neurophysiologischer und klinisch-neurologischer Untersuchung und Ersteinstellung

Der Zugang ist gesondert zu kodieren (5-010 ff., 5-011 ff.)

4.1.3.3 Revision Permanenter Elektroden

OPS-Ziffer	Abrechnungshinweis	Text
5-028.5	–	Eine permanente Elektrode

Inkl.: Neurophysiologischer und klinisch-neurologischer Untersuchung und Ersteinstellung
Zugang kodieren (5-010 ff., 5-011 ff.)!

4.1.3.4 Entfernung Permanenter Elektroden

OPS-Ziffer	Abrechnungshinweis	Text
5-028.7	–	Eine Neurostimulationselektrode

Zugang kodieren (5-010 ff., 5-011 ff.)!

4.1.4 Neurostimulatoren

4.1.4.1 Implantation oder Wechsel mit Elektrode(n)

Implantation oder Wechsel eines Neurostimulators zur Hirnstimulation mit Implantation oder Wechsel einer Neurostimulationselektrode

OPS-Ziffer	Abrechnungshinweis	Text
5-028.90	[ZE2021-118]	Einkanalstimulator, vollimplantierbar, nicht wiederaufladbar
5-028.91	–	Mehrkanalstimulator, vollimplantierbar, nicht wiederaufladbar
5-028.92	[ZE2021-61]	Mehrkanalstimulator, vollimplantierbar, mit wiederaufladbarem Akkumulator

OPS-Ziffer	Abrechnungshinweis	Text
Die Implantation oder der Wechsel der Neurostimulationselektrode sind zusätzlich zu kodieren (5-028.2 ff., 5-014.9 ff.)		
Ein Kode aus diesem Bereich ist auch zu verwenden bei zweizeitiger Implantation einer Neurostimulationselektrode und eines Neurostimulators zur Hirnstimulation während desselben stationären Aufenthaltes[5]		
Inkl.: Neurophysiologischer und klinisch-neurologischer Untersuchung und Ersteinstellung		
Zugang kodieren (5-010 ff., 5-011 ff.)!		

4.1.4.2 Wechsel ohne Elektrode(n)

Wechsel eines Neurostimulators zur Hirnstimulation ohne Wechsel einer Neurostimulationselektrode

OPS-Ziffer	Abrechnungshinweis	Text
5-028.a0	[ZE2021-118]	Einkanalstimulator, vollimplantierbar, nicht wiederaufladbar
5-028.a1	–	Mehrkanalstimulator, vollimplantierbar, nicht wiederaufladbar
5-028.a2	[ZE2021-61]	Mehrkanalstimulator, vollimplantierbar, mit wiederaufladbarem Akkumulator
Inkl.: Neurophysiologischer und klinisch-neurologischer Untersuchung und Ersteinstellung		

4.1.4.3 Implantation ohne Elektrode(n)

Implantation eines Neurostimulators zur Hirnstimulation ohne Implantation einer Neurostimulationselektrode

---

[5] Siehe auch Kapitel 15.8 Fallzusammenführung.

OPS-Ziffer	Abrechnungs-hinweis	Text
5-028.c0	[ZE2021-118]	Einkanalstimulator, vollimplantierbar, nicht wiederaufladbar
5-028.c1	-	Mehrkanalstimulator, vollimplantierbar, nicht wiederaufladbar
5-028.c2	[ZE2021-61]	Mehrkanalstimulator, vollimplantierbar, mit wiederaufladbarem Akkumulator

Inkl.: Neurophysiologischer und klinisch-neurologischer Untersuchung und Ersteinstellung

Ein Kode aus diesem Bereich ist zu verwenden bei zweizeitiger Implantation einer Neurostimulationselektrode und eines Neurostimulators zur Hirnstimulation für die Implantation des Neurostimulators während des zweiten stationären Aufenthaltes[6]

4.1.4.4 Revision

OPS-Ziffer	Abrechnungs-hinweis	Text
5-028.3	-	Revision eines Neurostimulators zur Hirnstimulation

Zugang kodieren (5-010 ff., 5-011 ff.)!

4.1.4.5 Explantation

OPS-Ziffer	Abrechnungs-hinweis	Text
5-028.6	[EBM]	Entfernung eines Neurostimulators zur Hirnstimulation oder einer Medikamentenpumpe zur intraventrikulären Infusion

Zugang kodieren (5-010 ff., 5-011 ff.)!

---

[6] Siehe auch Kapitel 15.8 Fallzusammenführung.

4.1.4.6 Nachprogrammierung

OPS-Ziffer	Abrechnungs-hinweis	Text
8-631.0	–	Nachprogrammierung eines implantierten Neurostimulators zur Hirnstimulation

Inkl.: Mehrtägige stationäre Stimulator- und Medikamentenanpassung

Dieser Kode darf nur verwendet werden, wenn die folgenden Qualitätsstandards erfüllt werden:

Quantitative Testung durch pharmakologische Stimulation mit klinischer Skalierung (ggf. mehrfach), neurologischer und neurophysiologischer Testung und Medikamentenanpassung

Spezialisierte Physiotherapie, ggf. neuropsychologische und logopädische Behandlung

4.1.5 Zusätzliche Kodes

4.1.5.1 Anwendung eines Navigationssystems

OPS-Ziffer	Abrechnungs-hinweis	Text
5-988.0	–	Radiologisch
5-988.1	–	Elektromagnetisch
5-988.2	–	Sonographisch
5-988.3	–	Optisch
5-988.x	–	Sonstige

4.1.5.2 Art des Eingriffs/Zugang

Schädeleröffnung über die Kalotte...

OPS-Ziffer	Abrechnungshinweis	Text
5-010.3	–	... stereotaktisch geführt

- lediglich zur Angabe des Zugangs im Rahmen einer Operation zu verwenden
- nicht bei spezifischen Stereotaktische Operationen (5-014 ff.) verwenden

4.1.6 Diagnostik

4.1.6.1 Funktionsdiagnostik

Invasive Funktionsdiagnostik des Nervensystems

OPS-Ziffer	Abrechnungshinweis	Text
1-203.0	–	Mit Stimulationselektroden, zerebral
1-203.2	–	Mit pharmakologischer Testung

Zugang gesondert zu kodieren (5-010 ff., 5-011 ff., 5-030 ff., 5-031 ff., 5-032 ff.)!

4.1.6.2 Präoperative Epilepsiediagnostik

Hinweis

- Für die Durchführung gelten die Qualitätsstandards der Arbeitsgemeinschaft für präoperative Epilepsiediagnostik und operative Epilepsietherapie
- Die Kodes umfassen

    - das Video-EEG-Intensivmonitoring für i. d. R. mindestens 3 Tage

- die Begleitung, Dokumentation und Auswertung (Medizin, MTA, Medizintechnik, Medizinphysik)
- die psychosoziale Betreuung des Patienten während des diagnostischen Prozesses

- Durchführung einer Magnetenzephalographie gesondert kodieren (1-20b ff.)!
- Durchführung einer hochauflösenden Elektroenzephalographie gesondert kodieren (1-20d ff.)!

Nicht-Invasiv

OPS-Ziffer	Abrechnungshinweis	Text
1-210	–	Nicht invasive Video-EEG-Intensivdiagnostik zur Klärung eines Verdachts auf Epilepsie oder einer epilepsiechirurgischen Operationsindikation

Inkl. Anbringen von dichtgesetzten Oberflächenelektroden und ein ggf. durchgeführtes Einbringen von Sphenoidalelektroden

Invasiv

OPS-Ziffer	Abrechnungshinweis	Text
1-211	–	Invasive Video-EEG-Intensivdiagnostik bei Epilepsie zur Klärung einer epilepsiechirurgischen Operationsindikation

Inkl. Ableitung mit epiduralen, subduralen oder foramen-ovalen-Elektroden oder Tiefenelektroden sowie eine ggf. durchgeführte kortikale Stimulation bei subduralen Plattenelektroden

Die Implantation der Elektroden ist gesondert zu kodieren (5-014.9 ff., 5-028.20, 5-028.21)

Der Zugang ist gesondert zu kodieren (5-010 ff., 5-011 ff.)

4.1.6.3 Intraoperative Epilepsiediagnostik

Invasive intraoperative Epilepsiediagnostik

OPS-Ziffer	Abrechnungshinweis	Text
1-212.0	–	Elektrokortikographie
1-212.1	–	Elektrostimulation in Allgemeinanästhesie
1-212.2	–	Elektrostimulation im Wachzustand
1-212.3	–	Evozierte Potentiale
1-212.x	–	Sonstige

Für die Durchführung gelten die Qualitätsstandards der Arbeitsgemeinschaft für präoperative Epilepsiediagnostik und operative Epilepsietherapie
Die Kodes umfassen das Video-EEG

4.1.6.4 Neurologisches Monitoring

OPS-Ziffer	Abrechnungshinweis	Text
8-920	–	EEG-Monitoring (mindestens 2 Kanäle) für mehr als 24 h
8-921	–	Monitoring mittels evozierter Potentiale
8-923.0	–	Invasives Monitoring der hirnvenösen Sauerstoffsättigung
8-923.1	–	Nicht-invasives Monitoring der hirnvenösen Sauerstoffsättigung
5-988.x	–	Sonstige

nur einmal pro stationären Aufenthalt angeben
nur für intensivmedizinische Patienten angeben

4.1.6.5 Intraoperatives neurophysiologisches Patienten-Monitoring

OPS-Ziffer	Abrechnungshinweis	Text
8-925.0_	–	Bis 4 Stunden
8-925.2_	–	Mehr als 4 Stunden bis 8 Stunden
8-925.3_	–	Mehr als 8 Stunden bis 12 Stunden
8-925.4_	–	Mehr als 12 Stunden

→ Die Kodierung der Art des Monitorings erfolgt an 5. Stelle:
_0: Mit Stimulationselektroden
_1: Mit evozierten Potentialen (AEP, SEP, MEP, VEP), inkl. der Anwendung von Stimulationselektroden
_2: Mit weniger als 8 kortikalen Elektroden (Elektrokortikographie, Phasenumkehr und/oder Kartierung)
_3: Mit weniger als 8 kortikalen Elektroden (Elektrokortikographie, Phasenumkehr und/oder Kartierung) und mit evozierten Potentialen (AEP, SEP, MEP, VEP)
_4: Mit 8 oder mehr kortikalen Elektroden (Elektrokortikographie, Phasenumkehr und/oder Kartierung), inkl. Monitoring mit evozierten Potentialen

- Die Monitoring-Dauer wird vom Anlegen bis zur Abnahme der Elektroden berechnet
- Inkl. elektrophysiologisches Monitoring und Sprachmonitoring bei Wacheingriffen
- Exkl. intraoperatives neurophysiologisches Monitoring des N. recurrens im Rahmen einer anderen Operation (5-069.4 ff.)
- Intraoperatives neurophysiologisches Monitoring des N. facialis bei der Resektion einer Speicheldrüse (5-262 ff.)
- Intraoperatives neurophysiologisches Monitoring bei Operationen am Glomus caroticum und anderen Paraganglien (5-398.2)

4.2 DRG-Mapping

Im Folgenden wird aufgezeigt, auf welche aG-DRG die unterschiedlichen Prozeduren in Abhängigkeit von der Hauptdiagnose gemappt werden. Für eine erste Übersicht sind Bewertungsrelation bei Hauptabteilungen sowie die Pflegeerlös Bewertungsrelation pro Tag angegeben. Eine ausführliche tabellarische Darstellung aller aG-DRGs finden Sie im Kapitel 15.1 Fallpauschalen/aG-DRG

4.2.1 Diagnosen Parkinson-Syndrom, Dystonie, Essentieller Tremor, Epilepsie

Prozedur	DRG	Bewertungsrelation bei Hauptabteilung	Pflegeerlös Bewertungsrelation/Tag
Implantation Testelektroden	B20B	2,8290	1,2238
Implantation/Wechsel Neurostimulator + Elektrode	B21A	8,5200	0,9612
Implantation/Wechsel Neurostimulator	B21B	3,9260	1,0680
Implantation/Wechsel permanente Elektrode	B20B	2,8290	1,2238
Revision Neurostimulator + Elektrode	B20E	1,5720	1,1722
Revision Neurostimulator			
Revision Elektrode			

Prozedur	DRG	Bewertungsrelation bei Hauptabteilung	Pflegeerlös Bewertungsrelation/Tag
Explantation Neurostimulator + Elektrode	B20E	1,579	1,2001
Explantation Neurostimulator			
Explantation Elektrode			

Tab. 4: DRG-Mapping DBS MDC 01, Krankheiten und Störungen des Nervensystems

4.2.2 Diagnosen Depression, Zwangsstörungen

Prozedur	DRG	Bewertungsrelation bei Hauptabteilung	Pflegeerlös Bewertungsrelation/Tag
Implantation Testelektroden	801B	3,4820	1,0374
Implantation/ Wechsel Neurostimulator + Elektrode			
Implantation/ Wechsel Neurostimulator			
Implantation/Wechsel permanente Elektrode	801C	2,6870	1,0382

Prozedur	DRG	Bewertungsrelation bei Hauptabteilung	Pflegeerlös Bewertungsrelation/Tag
Revision Neurostimulator + Elektrode	801B	3,4820	1,0374
Revision Neurostimulator			
Revision Elektrode			
Explantation Neurostimulator + Elektrode	801C	2,6870	1,0382
Explantation Neurostimulator	801D	2,4260	0,9536
Explantation Elektrode			

Tab. 5: DRG-Mapping DBS MDC 19, Psychische Krankheiten und Störungen

5 Epidurale Rückenmarkstimulation

Die klassische Rückenmarkstimulation beschreibt die Stimulation der Hinterstränge sowie der Intermediärregion. Hierbei wird je nach Frequenz und Frequenzmustern eine Modifikation der neuronalen Aktivität erreicht. Nicht nur kann die aufsteigende Schmerzverstärkung verringert werden, es kommt zu einer Aktivierung absteigender inhibitorischer Bahnen und damit auch zur Wiederherstellung einer physiologischen Schmerzverarbeitung.

Hauptindikationsgebiet der epiduralen Rückenmarkstimulation (auch Spinal Cord Stimulation – SCS) ist die symptomatische Behandlung chronischer neuropathischer Schmerzen:

- Failed Back Surgery Syndrome (FBSS) / Persistierendes Spinales Schmerzsyndrom
- Komplexes Regionales Schmerzsyndrom (CRPS)
- Rückenschmerz
- Nervenläsionen und Neuralgien
- Weichteil- und Extremitätenschmerzen
- Ischämischer Schmerz
- Schmerz bei Polyneuropathien insbesondere diabetischer und toxischer Genese

Je nach Stimulationshöhe kann die SCS durch Verbesserung der Koordination zwischen Gehirn und Organen auch bei Inkontinenz indiziert sein.

In der Regel werden ein oder zwei Elektroden im Bereich der Hals-, Brust- oder Lendenwirbelsäule implantiert und über eine Verlängerung mit einem ebenfalls implantierten Neurostimulator konnektiert oder zusammen mit ihm implantiert.

5.1 Kodierung Prozeduren

5.1.1 Elektrode

5.1.1.1 Implantation Temporärer Elektroden

OPS-Ziffer	Abrechnungshinweis	Text
5-039.32	[EBM, AOP2]	eine temporäre Elektrode
5-039.33	[EBM, AOP2]	mehrere temporäre Elektroden

Zugang kodieren (5-030 ff., 5-031 ff., 5-032 ff.)
Verwendung MRT-fähiger Materialien kodieren (5-934 ff.)

5.1.1.2 Implantation oder Wechsel Permanenter Elektroden

OPS-Ziffer	Abrechnungshinweis	Text
5-039.34	[EBM, AOP2]	eine permanente Elektrode, perkutan
5-039.35	[EBM, AOP2]	mehrere permanente Elektroden, perkutan
5-039.36	[EBM]	eine permanente Plattenelektrode, offen chirurgisch
5-039.37	[EBM]	mehrere permanente Plattenelektroden, offen chirurgisch
5-039.39	[EBM, AOP2]	eine permanente Elektrode mit einem extrakorporalen Neurostimulator, perkutan

Zugang kodieren (5-030 ff., 5-031 ff., 5-032 ff.)
Verwendung MRT-fähiger Materialien kodieren (5-934 ff.)

5.1.1.3 Revision von Elektroden

OPS-Ziffer	Abrechnungs-hinweis	Text
5-039.c0	–	Mehrere epidurale Stabelektroden
5-039.c1	–	Mehrere epidurale Stabelektroden
5-039.c2	–	Eine epidurale Plattenelektrode
5-039.c3	–	Mehrere epidurale Plattenelektroden

Zugang kodieren (5-030 ff., 5-031 ff., 5-032 ff.)
Verwendung MRT-fähiger Materialien kodieren (5-934 ff.)

5.1.1.4 Explantation von Elektroden

OPS-Ziffer	Abrechnungs-hinweis	Text
5-039.a2	[EBM]	Mehrere epidurale Stabelektroden
5-039.a3	[EBM]	Mehrere epidurale Stabelektroden
5-039.a4	[EBM]	Eine epidurale Plattenelektrode
5-039.a5	[EBM, AOP2]	Mehrere epidurale Plattenelektroden

Zugang kodieren (5-030 ff., 5-031 ff., 5-032 ff.)
Verwendung MRT-fähiger Materialien kodieren (5-934 ff.)

5.1.2 Neurostimulator

5.1.2.1 Implantation oder Wechsel mit Elektrode(n)

Implantation oder Wechsel eines Neurostimulators zur epiduralen Rückenmarkstimulation mit Implantation oder Wechsel einer Neurostimulationselektrode

OPS-Ziffer	Abrechnungs-hinweis	Text
5-039.e0	[ZE138, EBM, AOP2]	Einkanalstimulator, vollimplantierbar, nicht wiederaufladbar
5-039.e1	[ZE140, EBM, AOP2]	Mehrkanalstimulator, vollimplantierbar, nicht wiederaufladbar
5-039.e2	[ZE2021-61, EBM, AOP2]	Mehrkanalstimulator, vollimplantierbar, mit wiederaufladbarem Akkumulator
5-039.e3	[NUB **(NEU!)**, EBM]	Mehrkanalstimulator, vollimplantierbar, mit elektromagnetischer Energieübertragung, Mikrowellen Inkl. Neurostimulationselektrode, Empfangsantenne → Die Anwendung der extrakorporalen Energieversorgung ist im Kode enthalten

Implantation oder Wechsel der Elektroden zusätzlich kodieren (5-039.3 ff.) – nicht bei 5-039.e3

Ein Kode aus diesem Bereich ist auch zu verwenden bei zweizeitiger Implantation einer Neurostimulationselektrode und eines Neurostimulators zur epiduralen Rückenmarkstimulation während desselben stationären Aufenthaltes[7]

Zugang kodieren (5-030 ff., 5-031 ff., 5-032 ff.)

Verwendung MRT-fähiger Materialien kodieren (5-934 ff.)

---

[7] Siehe auch Kapitel 15.7 Fallzusammenführung.

5.1.2.2 Wechsel ohne Elektrode(n)

OPS-Ziffer	Abrechnungshinweis	Text
5-039.f0	[ZE139, EBM, AOP1]	Einkanalstimulator, vollimplantierbar, nicht wiederaufladbar
5-039.f1	[ZE141, EBM, AOP1]	Mehrkanalstimulator, vollimplantierbar, nicht wiederaufladbar
5-039.f2	[ZE2021-61, EBM, AOP1]	Mehrkanalstimulator, vollimplantierbar, mit wiederaufladbarem Akkumulator

Verwendung MRT-fähiger Materialien kodieren (5-934 ff.)

5.1.2.3 Implantation ohne Elektrode(n)

OPS-Ziffer	Abrechnungshinweis	Text
5-039.n0	[ZE139, EBM, AOP1]	Einkanalstimulator, vollimplantierbar, nicht wiederaufladbar
5-039.n1	[ZE141, EBM, AOP1]	Mehrkanalstimulator, vollimplantierbar, nicht wiederaufladbar
5-039.n2	[ZE2021-61, EBM, AOP1]	Mehrkanalstimulator, vollimplantierbar, mit wiederaufladbarem Akkumulator

Implantation oder Wechsel der Elektroden zusätzlich kodieren (5-039.3 ff.)

Ein Kode aus diesem Bereich ist zu verwenden bei zweizeitiger Implantation einer Neurostimulationselektrode und eines Neurostimulators zur epiduralen Rückenmarkstimulation für die Implantation des Neurostimulators während des zweiten stationären Aufenthaltes[8]

Verwendung MRT-fähiger Materialien kodieren (5-934 ff.)

---

[8] Siehe auch Kapitel 15.7 Fallzusammenführung.

5.1.2.4 Extrakorporaler Neurostimulator

OPS-Ziffer	Abrechnungshinweis	Text
8-631.5	–	Anlegen oder Wechsel eines extrakorporalen Neurostimulators

Bei extrakorporalen (teilimplantierbaren) Systemen wird nur die Neurostimulationselektrode implantiert. Impulsgenerator und Energieversorgung sind extrakorporal

Die Implantation oder der Wechsel der Neurostimulationselektrode zur epiduralen Stimulation mit einem extrakorporalen Neurostimulator sind gesondert zu kodieren (5-039.39)

5.1.2.5 Revision des Neurostimulators

OPS-Ziffer	Abrechnungshinweis	Text
5-039.b	–	Revision von Neurostimulatoren zur epiduralen Rückenmarkstimulation oder zur Vorderwurzelstimulation

Zugang kodieren (5-030 ff., 5-031 ff., 5-032 ff.)

5.1.2.6 Explantation des Neurostimulators

OPS-Ziffer	Abrechnungshinweis	Text
5-039.d	[EBM, AOP1]	Entfernung von Neurostimulatoren zur epiduralen Rückenmarkstimulation oder zur Vorderwurzelstimulation

Zugang kodieren (5-030 ff., 5-031 ff., 5-032 ff.)

5.1.2.7 Nachprogrammierung eines implantierten Neurostimulators

OPS-Ziffer	Abrechnungshinweis	Text
8-631.10	–	Ohne pharmakologische Anpassung
8-631.11	–	Mit pharmakologischer Anpassung

Nur einmal je stationärem Aufenthalt kodieren

5.1.3 Zusätzliche Kodes

5.1.3.1 Zugang

Kraniozervikaler Übergang und zur Halswirbelsäule (inkl. zervikothorakaler Übergang)

OPS-Ziffer	Abrechnungshinweis	Text
5-030.1	–	Kraniozervikaler Übergang, dorsal
5-030.30	–	HWS, dorsal, 1 Segment
5-030.31	–	HWS, dorsal, 2 Segmente
5-030.32	–	HWS, dorsal, mehr als 2 Segmente

Zugang zur Brustwirbelsäule (inkl. Thorakolumbaler Übergang)

OPS-Ziffer	Abrechnungshinweis	Text
5-031.00	–	BWS, dorsal, 1 Segment
5-031.01	–	BWS, dorsal, 2 Segmente
5-031.02	–	BWS, dorsal, mehr als 2 Segmente

Zugang zur Lendenwirbelsäule, zum Os sacrum und zum Os coccygis (inkl. lumbosakraler Übergang)

OPS-Ziffer	Abrechnungshinweis	Text
5-032.00	–	LWS, dorsal, 1 Segment
5-032.01	–	LWS, dorsal, 2 Segmente
5-032.02	–	LWS, dorsal, mehr als 2 Segmente
5-032.8	–	Os sacrum und Os coccygis, dorsal

5.1.3.2 MRT-fähiges Material

OPS-Ziffer	Abrechnungshinweis	Text
5-934.3	–	Neurostimulator, Ganzkörper-MRT-fähig
5-934.4	–	Eine oder mehrere permanente Elektroden zur Neurostimulation, Ganzkörper-MRT-fähig

5.2 DRG-Mapping

Im Folgenden wird aufgezeigt, auf welche aG-DRG die unterschiedlichen Prozeduren in Abhängigkeit von der Hauptdiagnose gemappt werden. Für eine erste Übersicht sind Bewertungsrelation bei Hauptabteilungen sowie die Pflegeerlös-Bewertungs-Relation pro Tag angegeben. Eine ausführliche tabellarische Darstellung aller aG-DRGs finden Sie in Kapitel 15.1 Fallpauschalen/aG-DRG.

5.2.1 Diagnosen Komplexes regionales Schmerzsyndrom, Nervenläsion/Neuralgien

Prozedur	DRG	Bewertungsrelation bei Hauptabteilung	Pflegeerlös Bewertungsrelation
Implantation 1 Testelektrode	B19C	0,8730	0,8328
Implantation 2 und mehr Testelektroden	B19B	1,4520	0,8154
Implantation/Wechsel Neurostimulator + Elektrode(n)	B19A	1,2530	0,8245
Implantation/Wechsel Neurostimulator			
Implantation/Wechsel Neurostimulator Energieübertragung, Mikrowellen inkl. Elektrode	B17E	0,7020	0,8450
Implantation/Wechsel permanente Elektrode	B19B	1,4520	0,8154
Revision Neurostimulator + Elektrode	B19C	0,8730	0,8328
Revision Neurostimulator			
Revision permanente Elektrode			

Prozedur	DRG	Bewertungsrelation bei Hauptabteilung	Pflegeerlös Bewertungsrelation
Explantation Neurostimulator + Elektrode			
Explantation Neurostimulator			
Explantation permanente Elektrode			

Tab. 6: DRG-Mapping SCS MDC 01, Nervensystem

5.2.2 Diagnosen FBSS, Rückenschmerz, Beinschmerz

Prozedur	DRG	Bewertungsrelation bei Hauptabteilung	Pflegeerlös Bewertungsrelation
Implantation 1 Testelektrode	I10F	0,8460	0,6780
Implantation 2 und mehr Testelektroden	I10E	0,9850	0,6616
Implantation/ Wechsel Neurostimulator + Elektrode(n)	I19A	1,2360	0,6980
Implantation/ Wechsel Neurostimulator			

Prozedur	DRG	Bewertungsrelation bei Hauptabteilung	Pflegeerlös Bewertungsrelation
Implantation/Wechsel Neurostimulator Energieübertragung, Mikrowellen inkl. Elektrode	I10G	0,6610	0,7805
Implantation/Wechsel permanente Elektrode	I19B	1,4850	0,7400
Revision Neurostimulator + Elektrode	I10F	0,8460	0,6780
Revision Neurostimulator	I10G	0,6610	0,7806
Revision permanente Elektrode	I10F	0,8460	0,6780
Explantation Neurostimulator + Elektrode			
Explantation Neurostimulator	I10G	0,6610	0,7806
Explantation permanente Elektrode	I10F	0,8460	0,6780

Tab. 7: DRG-Mapping SCS MDC 08, Bewegungsapparat

5.2.3 Diagnose Harninkontinenz

Prozedur	DRG	Bewertungsrelation bei Hauptabteilung	Pflegeerlös Bewertungsrelation
Implantation Testelektrode(n)	L16C	1,1510	0,6974
Implantation/Wechsel Neurostimulator + Elektrode(n)	L16A	0,9840	0,7704
Implantation/Wechsel Neurostimulator			
Implantation/Wechsel Neurostimulator Energieübertragung, Mikrowellen inkl. Elektrode	L09D	1,2380	0,7846
Implantation/Wechsel permanente Elektrode	L16B	1,5020	0,7070
Revision Neurostimulator + Elektrode	L09D	1,2380	0,7846
Revision Neurostimulator	801E	1,8840	0,8120
Revision permanente Elektrode	L09D	1,2380	0,7846
Explantation Neurostimulator + Elektrode			
Explantation Neurostimulator	802D	0,8540	0,7842
Explantation permanente Elektrode	L09D	1,2380	0,7846

Tab. 8: DRG-Mapping SCS MDC 11, Harnorgane

5.2.4 Diagnose Stuhlinkontinenz

Prozedur	DRG	Bewertungs-relation bei Hauptabteilung	Pflegeerlös Bewertungsrelation
Implantation Testelektrode(n)	801E	1,8840	0,8120
Implantation/Wechsel Neurostimulator + Elektrode(n)	G13A	1,0400	0,8190
Implantation/Wechsel Neurostimulator			
Implantation/Wechsel Neurostimulator Energieübertragung, Mikrowellen inkl. Elektrode	802D	0,8540	0,7842
Implantation/Wechsel permanente Elektrode oder Elektrode mit extrakorporalem Neurostimulator, perkutan	G13B	1,3200	0,7854
Revision Neurostimulator + Elektrode	801E	1,8840	0,8120
Revision Neurostimulator			
Revision permanente Elektrode	802A	1,9510	0,8152
Explantation Neurostimulator + Elektrode	802C	1,5590	0,7796

Prozedur	DRG	Bewertungsrelation bei Hauptabteilung	Pflegeerlös Bewertungsrelation
Explantation Neurostimulator	801D	0,8540	0,7842
Explantation permanente Elektrode	802C	1,5590	0,7796

Tab. 9: DRG-Mapping SCS, MDC 06 (Verdauungsorgane)

6 Dorsal Root Ganglion Stimulation (DRG)

Die DRG beruht auf einer strikten radikulären Stimulation bei in der Regel monoradikulären neuropathischen Schmerzsyndromen.

Hier ist eine Parästhesiesteuerung erforderlich und damit in aller Regel ein wacher Patient.

Indikation ist beispielsweise die klassische monoradikuläre Wurzelschädigung durch NPP oder operative iatrogene Läsionen. Alloplastische Kniegelenksersatzoperationen beispielsweise führen in nahezu 20 % der Fälle zu einem Postarthrotomiesyndrom mit führend neuropathischem peripherem Schmerz.

6.1 Kodierung Prozeduren

6.1.1 Elektrode

6.1.1.1 Implantation oder Wechsel der Elektrode(n)

Implantation oder Wechsel von Neurostimulationselektroden zur Stimulation von Spinalganglien

OPS-Ziffer	Abrechnungshinweis	Text
5-039.j0	[EBM]	Eine Elektrode zur Ganglienstimulation
5-039.j1	[EBM]	Mehrere Elektroden zur Ganglienstimulation
Zugang kodieren (5-030 ff., 5-031 ff., 5-032 ff.)		
Verwendung MRT-fähiger Materialien kodieren (5-934 ff.)		

6.1.1.2 Revision der Elektrode(n)

OPS-Ziffer	Abrechnungshinweis	Text
5-039.c6	[EBM]	Spinalganglion, eine Elektrode
5-039.c7	[EBM]	Spinalganglion, mehrere Elektroden

Zugang kodieren (5-030 ff., 5-031 ff., 5-032 ff.)

6.1.1.3 Explantation der Elektrode(n)

OPS-Ziffer	Abrechnungshinweis	Text
5-039.a8	[EBM]	Spinalganglion, eine Elektrode
5-039.a9	[EBM]	Spinalganglion, mehrere Elektroden

6.1.2 Neurostimulator

6.1.2.1 Implantation oder Wechsel mit Elektrode(n)

Implantation oder Wechsel eines Neurostimulators zur Stimulation von Spinalganglien mit Implantation oder Wechsel einer Neurostimulationselektrode

OPS-Ziffer	Abrechnungshinweis	Text
5-039.k0	[ZE138, EBM]	Einkanalstimulator, vollimplantierbar, nicht wiederaufladbar
5-039.k1	[ZE140, EBM]	Mehrkanalstimulator, vollimplantierbar, nicht wiederaufladbar

OPS-Ziffer	Abrechnungshinweis	Text
5-039.k2	[EBM]	Mehrkanalstimulator, vollimplantierbar, mit elektromagnetischer Energieübertragung, Mikrowellen Inkl. Neurostimulationselektrode, Empfangsantenne → Die Anwendung der extrakorporalen Energieversorgung ist im Kode enthalten
Die Implantation oder der Wechsel von Neurostimulationselektroden zur Stimulation von Spinalganglien sind gesondert zu kodieren (5-039.j ff.) – jedoch nicht bei 5-039.k2		
Zugang kodieren (5-030 ff., 5-031 ff., 5-032 ff.)		
Verwendung MRT-fähiger Materialien kodieren (5-934 ff.)		

6.1.2.2 Wechsel ohne Elektrode(n)

Wechsel eines Neurostimulators zur Stimulation von Spinalganglien ohne Wechsel einer Neurostimulationselektrode

OPS-Ziffer	Abrechnungshinweis	Text
5-039.m0	[ZE139, EBM]	Einkanalstimulator, vollimplantierbar, nicht wiederaufladbar
5-039.m1	[ZE141, EBM]	Mehrkanalstimulator, vollimplantierbar, nicht wiederaufladbar
Zugang kodieren (5-030 ff., 5-031 ff., 5-032 ff.)		
Verwendung MRT-fähiger Materialien kodieren (5-934 ff.)		

6.1.2.3 Implantation ohne Elektrode(n)

Implantation eines Neurostimulators zur Stimulation von Spinalganglien ohne Implantation einer Neurostimulationselektrode

OPS-Ziffer	Abrechnungshinweis	Text
5-039.q0	[ZE139, EBM]	Einkanalstimulator, vollimplantierbar, nicht wiederaufladbar
5-039.q1	[ZE141, EBM]	Mehrkanalstimulator, vollimplantierbar, nicht wiederaufladbar

Verwendung MRT-fähiger Materialien kodieren (5-934 ff.)

Ein Kode aus diesem Bereich ist zu verwenden bei zweizeitiger Implantation einer Neurostimulationselektrode und eines Neurostimulators zur Stimulation von Spinalganglien für die Implantation des Neurostimulators während des zweiten stationären Aufenthaltes[9]

6.1.2.4 Revision des Neurostimulators

OPS-Ziffer	Abrechnungshinweis	Text
5-039.b	–	Revision von Neurostimulatoren zur epiduralen Rückenmarkstimulation oder zur Vorderwurzelstimulation

Zugang kodieren (5-030 ff., 5-031 ff., 5-032 ff.)

6.1.2.5 Explantation des Neurostimulators

OPS-Ziffer	Abrechnungshinweis	Texte
5-039.r	[EBM]	Entfernung eines Neurostimulators zur Spinalganglienstimulation **(NEU!)**

Zugang kodieren (5-030 ff., 5-031 ff., 5-032 ff.)

---

[9] Siehe auch Kapitel 15.8 Fallzusammenführung.

6.1.2.6 Nachprogrammierung eines implantierten Neurostimulators

OPS-Ziffer	Abrechnungshinweis	Text
8-631.10	–	Ohne pharmakologische Anpassung
8-631.11	–	Mit pharmakologischer Anpassung

Nur einmal je stationärem Aufenthalt kodieren

6.1.3 Zusätzliche Kodes

6.1.3.1 Zugang

Kraniozervikaler Übergang und zur Halswirbelsäule (inkl. zervikothorakaler Übergang)

OPS-Ziffer	Abrechnungshinweis	Text
5-030.1	–	Kraniozervikaler Übergang, dorsal
5-030.30	–	HWS, dorsal, 1 Segment
5-030.31	–	HWS, dorsal, 2 Segmente
5-030.32	–	HWS, dorsal, mehr als 2 Segmente

Zugang zur Brustwirbelsäule (inkl. Thorakolumbaler Übergang)

OPS-Ziffer	Abrechnungshinweis	Text
5-031.00	–	BWS, dorsal, 1 Segment
5-031.01	–	BWS, dorsal, 2 Segmente
5-031.02	–	BWS, dorsal, mehr als 2 Segmente

Zugang zur Lendenwirbelsäule, zum Os sacrum und zum Os coccygis (inkl. lumbosakraler Übergang)

OPS-Ziffer	Abrechnungshinweis	Text
5-032.00	–	LWS, dorsal, 1 Segment
5-032.01	–	LWS, dorsal, 2 Segmente
5-032.02	–	LWS, dorsal, mehr als 2 Segmente
5-032.8	–	Os sacrum und Os coccygis, dorsal

6.1.3.2 MRT-fähiges Material

OPS-Ziffer	Abrechnungshinweis	Text
5-934.3	–	Neurostimulator, Ganzkörper-MRT-fähig
5-934.4	–	Eine oder mehrere permanente Elektroden zur Neurostimulation, Ganzkörper-MRT-fähig

6.2 DRG-Mapping

Im Folgenden wird aufgezeigt, auf welche aG-DRG die unterschiedlichen Prozeduren in Abhängigkeit von der Hauptdiagnose gemappt werden. Für eine erste Übersicht sind Bewertungsrelation bei Hauptabteilungen sowie die Pflegeerlös-Bewertungsrelation pro Tag angegeben. Eine ausführliche tabellarische Darstellung aller aG-DRGs finden Sie in Kapitel 15.1 Fallpauschalen/aG-DRG

6.2.1 Diagnosen Komplexes regionales Schmerzsyndrom, Nervenläsion/Neuralgien

Prozedur	DRG	Bewertungsrelation bei Hauptabteilung	Pflegeerlös Bewertungsrelation
Implantation/Wechsel Neurostimulator + Elektrode(n)	B19A	1,2530	0,8244
Implantation/Wechsel Neurostimulator			
Implantation/Wechsel Neurostimulator Energieübertragung, Mikrowellen inkl. Elektrode	B17E	0,7020	0,8450
Implantation/Wechsel permanente Elektrode	B19B	1,4520	0,8154
Revision Neurostimulator + Elektrode	B19C	0,8730	0,8328
Revision Neurostimulator			
Revision permanente Elektrode			
Explantation Neurostimulator + Elektrode	B19C	0,8730	0,8328
Explantation Neurostimulator	B17E	0,7020	0,8450
Explantation permanente Elektrode	B19C	0,8730	0,8328

Tab. 10: DRG-Mapping DRG, MDC 01 (Nervensystem)

6.2.2 Diagnosen FBSS, Rückenschmerz, Beinschmerz

Prozedur	DRG	Bewertungsrelation bei Hauptabteilung	Pflegeerlös Bewertungsrelation
Implantation/Wechsel Neurostimulator + Elektrode(n)	I19A	1,23601	0,6982
Implantation/Wechsel Neurostimulator			
Implantation/Wechsel Neurostimulator Energieübertragung, Mikrowellen inkl. Elektrode	I10G	0,6610	0,7806
Implantation/Wechsel permanente Elektrode	I19B	1,4850	0,7398
Revision Neurostimulator + Elektrode	I10F	0,8460	0,6780
Revision Neurostimulator	I10G	0,6610	0,7806
Revision permanente Elektrode	I10F	0,8460	0,6780
Explantation Neurostimulator + Elektrode	I10G	0,6610	0,7806
Explantation Neurostimulator			
Explantation permanente Elektrode	I10H	0,5780	0,8778

Tab. 11: DRG-Mapping DRG, MDC 08 (Bewegungsapparat)

7 Vorderwurzelstimulation

Je nach Einsatzgebiet kann bei motorischer Stimulation der anterioren Wurzel durch eine Sphinkterstimulation eine Blaseninkontinenz therapiert oder der Aufbau der Multifidusgruppe behandelt werden. Hier steht allerdings eher der nociceptive Schmerz als Ausgangsindikation im Vordergrund.

7.1 Kodierung Prozeduren

7.1.1 Elektrode

7.1.1.1 Implantation oder Wechsel der Elektrode

OPS-Ziffer	Abrechnungshinweis	Text
5-039.8	–	Implantation oder Wechsel einer subduralen Elektrode zur Vorderwurzelstimulation

Zugang kodieren (5-030 ff., 5-031 ff., 5-032 ff.)
Verwendung MRT-fähiger Materialien kodieren (5-934 ff.)

7.1.1.2 Revision der Elektrode

OPS-Ziffer	Abrechnungshinweis	Text
5-039.c4	–	Eine subdurale Elektrode
5-039.c5	–	Mehrere subdurale Elektroden

7.1.1.3 Explantation der Elektrode

OPS-Ziffer	Abrechnungshinweis	Text
5-039.a6	[EBM]	Eine subdurale Elektrode
5-039.a7	[EBM]	Mehrere subdurale Elektroden

7.1.2 Neurostimulator

7.1.2.1 Implantation oder Wechsel mit Elektrode(n)

OPS-Ziffer	Abrechnungshinweis	Text
5-039.g	[ZE2021-86, EBM]	Implantation oder Wechsel eines Neurostimulators zur Vorderwurzelstimulation mit Implantation oder Wechsel einer subduralen Elektrode

Zugang kodieren (5-030 ff., 5-031 ff., 5-032 ff.)
Durchgeführte Deafferenzierung kodieren (5-034.7)
Verwendung MRT-fähiger Materialien kodieren (5-934 ff.)
Implantation oder der Wechsel einer subduralen Elektrode zur Vorderwurzelstimulation gesondert kodieren (5-039.8)
Ein Kode aus diesem Bereich ist auch zu verwenden bei zweizeitiger Implantation einer subduralen Elektrode und eines Neurostimulators zur Vorderwurzelstimulation während desselben stationären Aufenthaltes[10]

7.1.2.2 Wechsel ohne Elektrode(n)

OPS-Ziffer	Abrechnungshinweis	Text
5-039.h	[ZE2021-86, EBM]	Wechsel eines Neurostimulators zur Vorderwurzelstimulation ohne Wechsel einer subduralen Elektrode

Durchgeführte Deafferenzierung kodieren (5-034.7)
Verwendung MRT-fähiger Materialien kodieren (5-934 ff.)

---

10 Siehe auch Kapitel 15.8, Fallzusammenführung.

7.1.2.3 Implantation ohne Elektrode(n)

OPS-Ziffer	Abrechnungshinweis	Text
5-039.p	[ZE2021-86, EBM]	Implantation eines Neurostimulators zur Vorderwurzelstimulation ohne Implantation einer subduralen Elektrode

Durchgeführte Deafferenzierung kodieren (5-034.7)

Verwendung MRT-fähiger Materialien kodieren (5-934 ff.)

Dieser Kode ist zu verwenden bei zweizeitiger Implantation einer subduralen Elektrode und eines Neurostimulators zur Vorderwurzelstimulation für die Implantation des Neurostimulators während des zweiten stationären Aufenthaltes[11]

7.1.2.4 Revision des Neurostimulators

OPS-Ziffer	Abrechnungshinweis	Text
5-039.b	–	Revision von Neurostimulatoren zur epiduralen Rückenmarkstimulation oder zur Vorderwurzelstimulation

7.1.2.5 Explantation des Neurostimulators

OPS-Ziffer	Abrechnungshinweis	Text
5-039.d	[EBM, AOP1]	Entfernung von Neurostimulatoren zur epiduralen Rückenmarkstimulation oder zur Vorderwurzelstimulation

---

[11] Siehe auch Kapitel 15.8, Fallzusammenführung.

7.1.2.6 Nachprogrammierung eines implantierten Neurostimulators

OPS-Ziffer	Abrechnungshinweis	Text
8-631.10	–	Ohne pharmakologische Anpassung
8-631.11	–	Mit pharmakologischer Anpassung

Nur einmal je stationärem Aufenthalt kodieren

7.1.3 Zusätzliche Kodes

7.1.3.1 Zugang

Kraniozervikaler Übergang und zur Halswirbelsäule (inkl. zervikothorakaler Übergang)

OPS-Ziffer	Abrechnungshinweis	Text
5-030.1	–	Kraniozervikaler Übergang, dorsal
5-030.30	–	HWS, dorsal, 1 Segment
5-030.31	–	HWS, dorsal, 2 Segmente
5-030.32	–	HWS, dorsal, mehr als 2 Segmente

Zugang zur Brustwirbelsäule (inkl. Thorakolumbaler Übergang)

OPS-Ziffer	Abrechnungshinweis	Text
5-031.00	–	BWS, dorsal, 1 Segment
5-031.01	–	BWS, dorsal, 2 Segmente
5-031.02	–	BWS, dorsal, mehr als 2 Segmente

Zugang zur Lendenwirbelsäule, zum Os sacrum und zum Os coccygis (inkl. lumbosakraler Übergang)

OPS-Ziffer	Abrechnungshinweis	Text
5-032.00	–	LWS, dorsal, 1 Segment
5-032.01	–	LWS, dorsal, 2 Segmente
5-032.02	–	LWS, dorsal, mehr als 2 Segmente
5-032.8	–	Os sacrum und Os coccygis, dorsal

7.1.3.2 MRT-fähiges Material

OPS-Ziffer	Abrechnungshinweis	Text
5-934.3	–	Neurostimulator, Ganzkörper-MRT-fähig
5-934.4	–	Eine oder mehrere permanente Elektroden zur Neurostimulation, Ganzkörper-MRT-fähig

7.1.3.3 Deafferenzierung

OPS-Ziffer	Abrechnungshinweis	Text
5-034.7	–	Durchtrennung einer Nervenwurzel (Rhizotomie, Radikulotomie)

Zugang gesondert kodieren (5-030 ff., 5-031 ff., 5-032 ff.)

7.2 DRG-Mapping

Im Folgenden wird aufgezeigt, auf welche aG-DRG die unterschiedlichen Prozeduren in Abhängigkeit von der Hauptdiagnose gemappt werden. Für eine erste Übersicht sind Bewertungsrelation bei Hauptabteilungen sowie die Pflegeerlös-Bewertungsrelation pro Tag angegeben. Eine ausführliche tabellarische Darstellung aller aG-DRGs finden Sie im Kapitel 15.1 Fallpauschalen/aG-DRG.

7.2.1 Diagnose Harninkontinenz

Prozedur	DRG	Bewertungsrelation bei Hauptabteilung	Pflegeerlös Bewertungsrelation
Implantation/Wechsel Neurostimulator + Elektrode(n)	L16A	0,9840	0,7704
Implantation/Wechsel Neurostimulator			
Implantation/Wechsel permanente Elektrode	L16B	1,5020	0,7070
Revision Neurostimulator + Elektrode	L09D	1,2380	0,7846
Revision Neurostimulator	801E	1,8840	0,8120
Revision permanente Elektrode	L09D	1,2380	0,7846
Explantation Neurostimulator + Elektrode	L09D	1,2380	0,7846
Explantation Neurostimulator	802D	0,8540	0,7842
Explantation permanente Elektrode	L09D	1,2380	0,7846

Tab. 12: DRG-Mapping Vorderwurzelstimulation, MDC 11 (Harnorgane)

7.2.2 Diagnosen Komplexes regionales Schmerzsyndrom, Nervenläsion/Neuralgien

Prozedur	DRG	Bewertungs- relation bei Hauptabtei- lung	Pflegeerlös Bewertungs- relation
Implantation/Wechsel Neurostimulator + Elektrode(n)	B18D	1,4420	0,8192
Implantation/Wechsel Neurostimulator	B19A	1,2530	0,8244
Implantation/Wechsel permanente Elektrode	B19B	1,4520	0,8154
Revision Neurostimula- tor + Elektrode	B19C	0,8730	0,8328
Revision Neurostimu- lator			
Revision permanente Elektrode			
Explantation Neurosti- mulator + Elektrode	B19C	0,8730	0,8328
Explantation Neurosti- mulator			
Explantation perma- nente Elektrode			

Tab. 13: DRG-Mapping Vorderwurzelstimulation, MDC 01 (Nervensystem)

7.2.3 Diagnosen FBSS, Rückenschmerz, Beinschmerz

Prozedur	DRG	Bewertungsrelation bei Hauptabteilung	Pflegeerlös Bewertungsrelation
Implantation/Wechsel Neurostimulator + Elektrode(n)	I19A	1,2360	0,6982
Implantation/Wechsel Neurostimulator			
Implantation/Wechsel permanente Elektrode	I19B	1,4850	0,7398
Revision Neurostimulator + Elektrode	I10F	0,8460	0,6780
Revision Neurostimulator	I10G	0,6610	0,7806
Revision permanente Elektrode	I10F	0,8460	0,6780
Explantation Neurostimulator + Elektrode	I10G	0,6610	0,7806
Explantation Neurostimulator			
Explantation permanente Elektrode			

Tab. 14: DRG-Mapping Vorderwurzelstimulation, MDC 08 (Bewegungsapparat)

8 Gepulste Radiofrequenzbehandlung

Der Effekt der permanenten Stimulation auf neurophysiologischer Ebene tritt auch bei einer einmaligen Anwendung, wenn auch in einem begrenzten Umfang, ein.

Hier ist die temporäre gepulste Stimulation angesiedelt, deren Effekt bis zu mehreren Monaten anhalten kann, jedoch immer zeitlich begrenzt ist.

Zwar limitiert sich das Verfahren durch eine niedrigere Ansprechrate, kann jedoch ggf. als „First Line" Modulationsverfahren beim chronischen refraktären Schmerz gesehen werden.

8.1 Kodierung Prozeduren

8.1.1 Behandlung am Rückenmark

OPS-Ziffer	Abrechnungshinweis	Text
5-039.38	–	Implantation einer temporären Multifunktionselektrode in den Epidural- oder Spinalraum zur gepulsten Radiofrequenzbehandlung, perkutan
Inkl.: Gepulste Radiofrequenzbehandlung an Spinalganglien Zugang kodieren (5-030 ff., 5-031 ff., 5-032 ff.) Verwendung MRT-fähiger Materialien kodieren (5-934 ff.)		

8.1.1.1 Behandlung Periphere Nerven

Gepulste Radiofrequenzbehandlung an Ganglien

OPS-Ziffer	Abrechnungshinweis	Text
5-059.f0	–	Durch Radiofrequenzkanüle
5-059.f1	–	Durch Multifunktionselektrode
5-059.fx	–	Sonstige

8.2 DRG-Mapping

Im Folgenden wird aufgezeigt, auf welche aG-DRG die unterschiedlichen Prozeduren in Abhängigkeit von der Hauptdiagnose gemappt werden. Für eine erste Übersicht sind Bewertungsrelation bei Hauptabteilungen sowie die Pflegeerlös Bewertungsrelation pro Tag angegeben. Eine ausführliche tabellarische Darstellung aller aG-DRGs finden Sie im Kapitel 15.1 Fallpauschalen/aG-DRG.

8.2.1 Diagnosen Komplexes regionales Schmerzsyndrom, Nervenläsion/Neuralgien

Prozedur	DRG	Bewertungsrelation bei Hauptabteilung	Pflegeerlös Bewertungsrelation/Tag
Rückenmark	B19C	0,8730	0,8328
Peripher	B17E	0,7020	0,8450

Tab. 15: DRG-Mapping gepulste RF, MDC 01 (Nervensystem)

8.2.2 Diagnosen FBSS, Rückenschmerz, Beinschmerz

Prozedur	DRG	Bewertungsrelation bei Hauptabteilung	Pflegeerlös Bewertungsrelation/Tag
Rückenmark	I10F	0,8460	0,6780
Peripher – Radiofrequenzkanüle	I10H	0,6610	0,7806
Peripher – Multifunktionselektrode	I10G	0,5780	0,8778

Tab. 16: DRG-Mapping Gepulste RF, MDC 08 (Bewegungsapparat)

9 Stimulation des Peripheren Nervensystems

Grundsätzlich verfolgt die periphere Stimulation den Ansatz, die für die lokoregionäre Fortleitung abhängige Nervenwurzel gezielt zu stimulieren, das bedeutet die Stimulation findet außerhalb des Rückenmarkkanals statt.

Die PNS erfordert eine Testung.

Mögliche Indikationen sind:

- Chronische Schmerzen
- Failed Back Surgery Syndrome (FBSS) / Persistierendes Spinales Schmerzsyndrom
- Komplexes Regionales Schmerzsyndrom (CRPS)
- Rückenschmerz
- Nervenläsionen und Neuralgien
- Weichteil- und Extremitätenschmerzen
- Ischämischer Schmerz
- Schmerz bei Polyneuropathien
- Inkontinenz

Je nach Lokalisation der Stimulation sind verschiedene Modulationsziele indiziert.

- Trigeminus-Stimulation

Stimulation des Ganglion sphenopalatinum zur Therapie des Gesichtsschmerzes und Cluster-Kopfschmerzes, wobei hier die Anwendung im Intervall zur Kopierung einer Schmerzattacke verwendet wird. Hier wird eine funktionelle Überreizung als Wirkmechanismus angenommen, die zur Ausschaltung des Ganglions als Impulsgeber führt.

- Occipitale Nervenstimulation

Die kontinuierliche Stimulation führt zu einem vermehrten Input in das Gehirn und einer Aktivierung absteigender Bahnen bei Diagnose therapierefraktärer Cluster-Kopfschmerzen oder Migräne.

- Ramus dorsalis-Stimulation

Stimulierung des medialen Astes des Spinalnerven Ramus dorsalis zur muskulären Reaktivierung der Multifidusmuskelgruppe. Hier dient die Verwendung primär der Reduktion nociceptiver Schmerzen bei chronischen Kreuzschmerzen.

- Perkutane Nervenstimulation

Die perkutane tibiale Nervenstimulation (PTNS) ist eine Neuromodulationsbehandlung, die durch elektrische Stimulation am Nervus tibialis durchgeführt wird. Durch intermittierende Reizung dieses peripheren Nervs, der auf der gleichen Höhe im Rückenmark (S2–S4) wie das sakrale Miktionszentrum moduliert wird, resultiert eine Hemmung der überaktiven parasympathischen Nerven und in der Folge der Detrusoraktivität. Die minimal invasive Methode wird unter ambulanten Bedingungen zu Beginn im wöchentlichen Rhythmus durchgeführt. Unter einem Behandlungszyklus von 12 Wochen werden Erfolgsraten von durchschnittlich 60 % erreicht.

- Sakrale Nervenstimulation

Die Stimulationsform ist bei chronischen, therapierefraktären (funktionellen) Störungen des Beckens und des unteren Harn- und Darmtrakts, wie überaktive Blase, nicht-obstruktiver Harnverhalt oder Stuhlinkontinenz indiziert.

- Pudendale Nervenstimulation

Der Pudendusnerv kontrolliert die Muskulatur des Beckenbodens. Durch die Nervenstimulation kommt es zu einer Tonuserhöhung und damit zu einer Erhöhung des Verschlussdrucks der Schließmuskeln. Darüber hinaus besteht die Möglichkeit, urogenitale Becken- sowie abdominelle Schmerzbilder zu behandeln.

Für die oben genannten Stimulationsarten existieren keine spezifischeren Prozedurenkodes als die allgemein gehaltene „Stimulation des peripheren Nervensystems". Die weitere Spezifizierung erfolgt über die jeweils genutzte Hauptdiagnose. Es könnte zusätzlich der anatomische Zugang kodiert werden. Dies ist bei Operationen am Nervensystem zwar ‚gewöhnlich' zusätzlich zu tun (→ DKR P001f), jedoch anders als bei der epiduralen Rückenmarksstimulation bei peripherer Nervenstimulation in den Hinweisen des OPS-Kataloges nicht explizit aufgeführt und Kodes sind nicht immer verfügbar.

Ausschließlich für die Vagusnerv-, Hypoglossusnerv- sowie Phrenikusnervstimulation und Barorezeptoraktivierung existieren spezifische Prozedurenschlüssel, die in eigenen Kapiteln besprochen werden. Alle anderen Therapiearten der peripheren Nervenstimulation werden über die folgenden Schlüsselnummern kodiert.

9.1 Kodierung Prozeduren

9.1.1 Elektroden

9.1.1.1 Elektroden-Implantation zur Teststimulation

OPS-Ziffer	Abrechnungshinweis	Text
5-059.80	-	Eine temporäre Elektrode
5-059.81	-	Mehrere temporäre Elektroden

9.1.1.2 Implantation oder Wechsel permanente Elektroden

OPS-Ziffer	Abrechnungshinweis	Text
5-059.82	-	Eine permanente Elektrode
5-059.83	-	Mehrere permanente Elektroden
5-059.88	[NUB (mit 8-631.5)]	Eine Elektrode zur Stimulation mit einem extrakorporalen Neurostimulator, perkutan

9.1.1.3 Revision von Elektroden

OPS-Ziffer	Abrechnungshinweis	Text
5-059.90	–	Eine Elektrode
5-059.91	–	Mehrere Elektroden

9.1.1.4 Explantation von Elektroden

OPS-Ziffer	Abrechnungshinweis	Text
5-059.a0	–	Eine Elektrode
5-059.a1	–	Mehrere Elektroden

9.1.2 Neurostimulator

9.1.2.1 Implantation oder Wechsel mit Elektrode

Implantation oder Wechsel eines Neurostimulators zur Stimulation des peripheren Nervensystems mit Implantation oder Wechsel einer Neurostimulationselektrode

OPS-Ziffer	Abrechnungshinweis	Text
5-059.c0	[ZE138]	Einkanalstimulator, vollimplantierbar, nicht wiederaufladbar
5-059.c1	[ZE140]	Mehrkanalstimulator, vollimplantierbar, nicht wiederaufladbar
5-059.cc	[ZE2021-61]	Mehrkanalstimulator, vollimplantierbar, mit wiederaufladbarem Akkumulator
5-059.cd	[ZE2021-61]	Mehrkanalstimulator, vollimplantierbar, mit elektromagnetischer Energieübertragung, induktiv

OPS-Ziffer	Abrechnungshinweis	Text
5-059.ce	[NUB]	Einkanalstimulator, vollimplantierbar, mit wiederaufladbarem Akkumulator
5-059.cf	[NUB] **(NEU!)**	Mehrkanalstimulator, vollimplantierbar, mit elektromagnetischer Energieübertragung, Mikrowellen Inkl. Neurostimulationselektrode, Empfangsantenne → Die Anwendung der extrakorporalen Energieversorgung ist im Kode enthalten

Implantation oder Wechsel der Elektroden zusätzlich kodieren (5-059.8 ff.) – jedoch nicht bei 5-059.cf

Ein Kode aus diesem Bereich ist auch zu verwenden bei zweizeitiger Implantation einer Neurostimulationselektrode und eines Neurostimulators zur Stimulation des peripheren Nervensystems während desselben stationären Aufenthaltes[12]

Die Kodes werden nicht genutzt, wenn spezifischere Kodes kodiert werden können: (Vagusnerv-, Hypoglossusnerv- sowie Phrenikusnervstimulation und Barorezeptoraktivierung (5-059.c4 bis 5-059.cb).

9.1.2.2 Wechsel ohne Elektrode

Wechsel eines Neurostimulators zur Stimulation des peripheren Nervensystems ohne Wechsel einer Neurostimulationselektrode

OPS-Ziffer	Abrechnungshinweis	Text
5-059.d0	[ZE139]	Einkanalstimulator, vollimplantierbar, nicht wiederaufladbar
5-059.d1	[ZE141]	Mehrkanalstimulator, vollimplantierbar, nicht wiederaufladbar

---

[12] Siehe auch Kapitel 15.8 Fallzusammenführung.

OPS-Ziffer	Abrechnungshinweis	Text
5-059.dc	[ZE2021-61]	Mehrkanalstimulator, vollimplantierbar, mit wiederaufladbarem Akkumulator
5-059.dd	[ZE2021-61]	Mehrkanalstimulator, vollimplantierbar, mit elektromagnetischer Energieübertragung, induktiv
5-059.de	[NUB]	Einkanalstimulator, vollimplantierbar, mit wiederaufladbarem Akkumulator

Die Kodes werden nicht genutzt, wenn spezifischere Kodes kodiert werden können: (Vagusnerv-, Hypoglossusnerv- sowie Phrenikusnervstimulation und Barorezeptoraktivierung (5-059.c4 bis 5-059.cb).

9.1.2.3 Implantation ohne Elektrode

Implantation eines Neurostimulators zur Stimulation des peripheren Nervensystems ohne Implantation einer Neurostimulationselektrode

OPS-Ziffer	Abrechnungshinweis	Text
5-059.g0	[ZE139]	Einkanalstimulator, vollimplantierbar, nicht wiederaufladbar
5-059.g1	[ZE141]	Mehrkanalstimulator, vollimplantierbar, nicht wiederaufladbar
5-059.g3	[ZE2021-61]	Mehrkanalstimulator, vollimplantierbar, mit wiederaufladbarem Akkumulator
5-059.g4	[ZE2021-61]	Mehrkanalstimulator, vollimplantierbar, mit elektromagnetischer Energieübertragung, induktiv
5-059.g5	[NUB]	Einkanalstimulator, vollimplantierbar, mit wiederaufladbarem Akkumulator

OPS-Ziffer	Abrechnungshinweis	Text

Ein Kode aus diesem Bereich ist auch zu verwenden bei zweizeitiger Implantation einer Neurostimulationselektrode und eines Neurostimulators zur Stimulation des peripheren Nervensystems während des zweiten stationären Aufenthaltes[13]

Die Kodes werden nicht genutzt, wenn spezifischere Kodes kodiert werden können: (Vagusnerv-, Hypoglossusnerv- sowie Phrenikusnervstimulation und Barorezeptoraktivierung (5-059.c4 bis 5-059.cb).

9.1.2.4 Extrakorporaler Neurostimulator

OPS-Ziffer	Abrechnungshinweis	Text
8-631.5	[NUB (5-059.88 + 8-631.5)]	Anlegen oder Wechsel eines extrakorporalen Neurostimulators

Bei extrakorporalen (teilimplantierbaren) Systemen wird nur die Neurostimulationselektrode implantiert. Impulsgenerator und Energieversorgung sind extrakorporal

Die Implantation oder der Wechsel der Neurostimulationselektrode zur epiduralen Stimulation mit einem extrakorporalen Neurostimulator sind gesondert zu kodieren (5-059.88)

9.1.2.5 Revision des Neurostimulators

OPS-Ziffer	Abrechnungshinweis	Text
5-059.1	–	Revision eines Neurostimulators zur Stimulation des peripheren Nervensystems

---

[13] Siehe auch Kapitel 15.8 Fallzusammenführung.

9.1.2.6 Explantation des Neurostimulators

OPS-Ziffer	Abrechnungshinweis	Text
5-059.2	–	Entfernung eines Neurostimulators zur Stimulation des peripheren Nervensystems

9.1.2.7 Nachprogrammierung

OPS-Ziffer	Abrechnungshinweis	Text
8-631.20	–	Ohne pharmakologische Anpassung
8-631.21	–	Mit pharmakologischer Anpassung
Nur einmal je stationärem Aufenthalt kodieren		

9.2 DRG-Mapping

Im Folgenden wird aufgezeigt, auf welche aG-DRG die unterschiedlichen Prozeduren in Abhängigkeit von der Hauptdiagnose gemappt werden. Für eine erste Übersicht sind Bewertungsrelation bei Hauptabteilungen sowie die Pflegeerlös Bewertungsrelation pro Tag angegeben. Eine ausführliche tabellarische Darstellung aller aG-DRGs finden Sie im Kapitel 15.1 Fallpauschalen/aG-DRG.

9.2.1 Diagnosen Komplexes regionales Schmerzsyndrom, Nervenläsion/Neuralgien, Trigeminusneuralgie, Kopfschmerz

Prozedur	DRG	Bewertungsrelation bei Hauptabteilung	Pflegeerlös Bewertungsrelation
Implantation 1 Testelektrode	B19C	0,8730	0,8328
Implantation 2 und mehr Testelektroden	B19B	1,4520	0,8154
Implantation 1 Testelektrode	B19A	1,2530	0,8244
Implantation 2 und mehr Testelektroden			
Implantation/Wechsel Neurostimulator Energieübertragung, Mikrowellen inkl. Elektrode	B05Z	0,4910	0,8898
Implantation/Wechsel permanente Elektrode	B19B	1,4520	0,8154
Revision Neurostimulator + Elektrode	B19C	0,8730	0,8328
Revision Neurostimulator			
Revision permanente Elektrode			
Explantation Neurostimulator + Elektrode	B19C	0,8730	0,8328
Explantation Neurostimulator			
Explantation permanente Elektrode			

Tab. 17: DRG-Mapping PNS, MDC 01 (Nervensystem)

9.2.2 Diagnosen FBSS, Rückenschmerz, Beinschmerz

Prozedur	DRG	Bewertungs-relation bei Hauptabteilung	Pflegeerlös Bewertungs-relation
Implantation 1 Testelektrode	I10F	0,8460	0,6780
Implantation 2 und mehr Testelektroden	I10E	0,9850	0,6616
Implantation/Wechsel Neurostimulator + Elektrode(n)	I19A	1,2360	0,6982
Implantation/Wechsel Neurostimulator			
Implantation/Wechsel Neurostimulator Energieübertragung, Mikrowellen inkl. Elektrode	I28E	0,8270	0,8036
Implantation/Wechsel permanente Elektrode	I19B	1,2530	0,8244
Revision Neurostimulator + Elektrode	I10F	0,8460	0,6780
Revision Neurostimulator			
Revision permanente Elektrode	I10G	0,6610	0,7806
Explantation Neurostimulator + Elektrode	I10F	0,8460	0,6780
Explantation Neurostimulator			
Explantation permanente Elektrode	I10G	0,6610	0,7806

Tab. 18: DRG-Mapping PNS, MDC 08 (Bewegungsapparat)

9.2.3 Diagnosen Harninkontinenz

Prozedur	DRG	Bewertungsrelation bei Hauptabteilung	Pflegeerlös Bewertungsrelation
Implantation Testelektrode(n)	L16C	1,1510	0,6974
Implantation/Wechsel Neurostimulator + Elektrode(n)	L16A	0,9840	0,7704
Implantation/Wechsel Neurostimulator			
Implantation/Wechsel permanente Elektrode oder Elektrode mit extrakorporalem Neurostimulator, perkutan	L16B	1,5020	0,7070
Implantation/Wechsel Neurostimulator Energieübertragung, Mikrowellen inkl. Elektrode	802C	1,5590	0,7796
Revision Neurostimulator + Elektrode	L09E	0,7710	0,7554
Revision Neurostimulator			
Revision permanente Elektrode			
Explantation Neurostimulator + Elektrode	L09E	0,7710	0,7554
Explantation Neurostimulator			
Explantation permanente Elektrode			

Tab. 19: DRG-Mapping PNS, MDC 11 (Harnorgane)

9.2.4 Diagnose Stuhlinkontinenz

Prozedur	DRG	Bewertungsrelation bei Hauptabteilung	Pflegeerlös Bewertungsrelation
Implantation Testelektrode(n)	G11B	0,6210	0,7626
Implantation/Wechsel Neurostimulator + Elektrode(n)	G13A	1,0400	0,8190
Implantation/Wechsel Neurostimulator			
Implantation/Wechsel permanente Elektrode oder Elektrode mit extrakorporalem Neurostimulator, perkutan	G13B	1,3200	0,7854
Implantation/Wechsel Neurostimulator Energieübertragung, Mikrowellen inkl. Elektrode	802C	1,5590	0,7796
Revision Neurostimulator + Elektrode	G11B	0,6210	0,7626
Revision Neurostimulator	802C	1,5590	0,7796
Revision permanente Elektrode	G11B	0,6210	0,7626
Explantation Neurostimulator + Elektrode	G11B	0,6210	0,7626
Explantation Neurostimulator			
Explantation permanente Elektrode			

Tab. 20: DRG-Mapping PNS, MDC 06 (Verdauungsorgane)

10 Vagusnervstimulation

Der Vagusnerv ist der zehnte Hirnnerv, der eine Vielfalt von Funktionen erfüllt.

Hierzu gehören die motorische Innervation bestimmter Kehlkopfmuskeln, wie des Herzens, des Magen-Darm-Traktes sowie sensorische Funktionen im Ohr und Zungenbereich.

Die VNS sendet regelhaft elektrische Impulse zum Gehirn. Klassische Indikationen sind Depression und Epilepsie für den linken Vagusast. Der rechte Vagusast wird zur Behandlung der Herzinsuffizienz stimuliert.

10.1 Kodierung Prozeduren

10.1.1 Elektroden

10.1.1.1 Implantation oder Wechsel der Elektrode

OPS-Ziffer	Abrechnungshinweis	Text
5-059.84	–	Implantation oder Wechsel einer Vagusnervstimulator-Elektrode oder kardialen Vagusnervstimulator-Elektrode

10.1.1.2 Revision der Elektrode

OPS-Ziffer	Abrechnungshinweis	Text
5-059.92	–	Revision einer Vagusnervstimulator-Elektrode oder kardialen Vagusnervstimulator-Elektrode

10.1.1.3 Explantation der Elektrode

OPS-Ziffer	Abrechnungshinweis	Text
5-059.a2	–	Entfernung einer Vagusnervstimulator-Elektrode oder kardialen Vagusnervstimulator-Elektrode

10.1.2 Sensor-Wechsel

OPS-Ziffer	Abrechnungshinweis	Text
5-059.e	–	Isolierter Wechsel des Sensors in der rechten Herzkammer bei einem kardialen Vagusnervstimulationssystem

10.1.3 Neurostimulator

10.1.3.1 Implantation oder Wechsel mit Elektrode

OPS-Ziffer	Abrechnungshinweis	Text
5-059.c4	[ZE2021-86]	Kardiales Vagusnervstimulationssystem
5-059.c8	[ZE158]	Vagusnervstimulationssystem

Implantation oder Wechsel der Elektroden zusätzlich kodieren (5-059.84)

Zusätzliche Mess- und/oder Stimulationsfunktionen gesondert kodieren (5-059.h ff.)

Ein Kode aus diesem Bereich ist auch zu verwenden bei zweizeitiger Implantation einer Neurostimulationselektrode und eines Neurostimulators zur Stimulation des peripheren Nervensystems während desselben stationären Aufenthaltes

10.1.3.2 Wechsel ohne Elektrode

OPS-Ziffer	Abrechnungshinweis	Text
5-059.d4	[ZE2021-86]	Kardiales Vagusnervstimulationssystem
5-059.d8	[ZE159]	Vagusnervstimulationssystem
Zusätzliche Mess- und/oder Stimulationsfunktionen gesondert kodieren (5-059.h ff.)		

10.1.3.3 Revision des Neurostimulators

OPS-Ziffer	Abrechnungshinweis	Text
5-059.1	–	Revision eines Neurostimulators zur Stimulation des peripheren Nervensystems

10.1.3.4 Explantation des Neurostimulators

OPS-Ziffer	Abrechnungshinweis	Text
5-059.2	–	Entfernung eines Neurostimulators zur Stimulation des peripheren Nervensystems

10.1.3.5 Nachprogrammierung eines implantierten Neurostimulators

Nachprogrammierung eines implantierten Neurostimulators zur peripheren Nervenstimulation

OPS-Ziffer	Abrechnungshinweis	Text
8-631.20	–	Ohne pharmakologische Anpassung
8-631.21	–	Mit pharmakologischer Anpassung
Nur einmal je stationärem Aufenthalt kodieren		

10.1.4 Zusatzkodes

OPS-Ziffer	Abrechnungs-hinweis	Text
5-059.h0	–	Mit Positionierung eines Sensors in der rechten Herzkammer
5-059.h1	–	Mit automatisierter täglicher Impedanzprüfung
5-059.h2	–	Mit herzfrequenzgestützter Erkennung zerebraler Anfälle und automatischer Stimulation
Diese Kodes sind Zusatzkodes und werden nur zusätzlich zur Kodierung der Implantation oder des Wechsels des Neurostimulators für die Vagusnervstimulation kodiert		

10.2 DRG-Mapping

Im Folgenden wird aufgezeigt, auf welche aG-DRG die unterschiedlichen Prozeduren in Abhängigkeit von der Hauptdiagnose gemappt werden. Für eine erste Übersicht sind Bewertungsrelation bei Hauptabteilungen sowie die Pflegeerlös Bewertungsrelation pro Tag angegeben. Eine ausführliche tabellarische Darstellung aller aG-DRGs finden Sie im Kapitel 15.1 Fallpauschalen/aG-DRG.

10.2.1 Diagnose Epilepsie

Prozedur	DRG	Bewertungsrelation bei Hauptabteilung	Pflegeerlös Bewertungsrelation
Implantation/Wechsel Neurostimulator + Elektrode(n)	B19A	1,2530	0,8244
Wechsel Neurostimulator			
Implantation/Wechsel permanente Elektrode	B19B	1,4520	0,8154
Revision Neurostimulator + Elektrode	B19C	0,8730	0,8328
Revision Neurostimulator			
Revision permanente Elektrode			
Explantation Neurostimulator + Elektrode	B19C	0,8730	0,8328
Explantation Neurostimulator			
Explantation permanente Elektrode			

Tab. 21: DRG-Mapping VNS, MDC 01 (Nervensystem)

10.2.2 Diagnose Depressionen

Prozedur	DRG	Bewertungsrelation bei Hauptabteilung	Pflegeerlös Bewertungsrelation
Implantation/Wechsel Neurostimulator + Elektrode(n)	801E	1,8840	0,8120
Wechsel Neurostimulator			
Implantation/Wechsel permanente Elektrode	802A	1,9510	0,8152
Revision Neurostimulator + Elektrode	802C	1,5590	0,7796
Revision Neurostimulator			
Revision permanente Elektrode			
Explantation Neurostimulator + Elektrode	801E	1,8840	0,8120
Explantation Neurostimulator			
Explantation permanente Elektrode	802C	1,5590	0,7796

Tab. 22: DRG-Mapping VNS, MDC 19 (Psychische Krankheiten und Störungen)

10.2.3 Diagnose Herzinsuffizienz

Prozedur	DRG	Bewertungsrelation bei Hauptabteilung	Pflegeerlös Bewertungsrelation
Implantation/Wechsel Neurostimulator + Elektrode(n)	F21C	2,0160	0,7450
Wechsel Neurostimulator	801E	1,8840	0,8120
Implantation/Wechsel permanente Elektrode	F21C	2,0160	0,7450
Revision Neurostimulator + Elektrode	802C	1,5590	0,7796
Revision Neurostimulator			
Revision permanente Elektrode			
Explantation Neurostimulator + Elektrode	801E	1,8840	0,8120
Explantation Neurostimulator			
Explantation permanente Elektrode	802C	1,5590	0,7796

Tab. 23: DRG-Mapping VNS MDC 05 (Krankheiten und Störungen des Kreislaufsystems)

11 Barorezptoraktivierung

Die behandlungsrefraktäre Hypertonie stellt die Indikation zur Stimulation der Barorezeptoren dar. Diese sind im Bereich des Carotissinus lokalisiert.

Hierdurch kommt es zu einer Kontrolle des sympathomimetisch unterhaltenen Bluthochdrucks. Hier wird dem Gehirn eine Blutdruckerhöhung simuliert, sodass körpereigene Mechanismen zur Blutdrucksenkung aktiviert werden.

11.1 Kodierung Prozeduren

11.1.1 Elektroden

11.1.1.1 Implantation oder Wechsel einer Elektrode

OPS-Ziffer	Abrechnungshinweis	Text
5-059.85↔	–	Implantation oder Wechsel einer Elektrode für ein System zur Barorezeptoraktivierung

11.1.1.2 Revision einer Elektrode

OPS-Ziffer	Abrechnungshinweis	Text
5-059.93↔	–	Elektrode für ein System zur Barorezeptoraktivierung

11.1.1.3 Explantation einer Elektrode

OPS-Ziffer	Abrechnungshinweis	Text
5-059.a3↔	–	Elektrode für ein System zur Barorezeptoraktivierung

11.1.2 Neurostimulator

11.1.2.1 Implantation oder Wechsel mit Elektrode

OPS-Ziffer	Abrechnungshinweis	Text
5-059.c6↔	[ZE2021-86]	System zur Barorezeptoraktivierung

Implantation oder Wechsel der Elektroden zusätzlich kodieren (5-059.85)

Ein Kode aus diesem Bereich ist auch zu verwenden bei zweizeitiger Implantation einer Neurostimulationselektrode und eines Neurostimulators zur Stimulation des peripheren Nervensystems während desselben stationären Aufenthaltes

11.1.2.2 Wechsel ohne Elektrode

OPS-Ziffer	Abrechnungshinweis	Text
5-059.d6↔	[ZE2021-86]	System zur Barorezeptoraktivierung

11.1.2.3 Revision des Neurostimulators

OPS-Ziffer	Abrechnungshinweis	Text
5-059.1	–	Revision eines Neurostimulators zur Stimulation des peripheren Nervensystems

11.1.2.4 Explantation des Neurostimulators

OPS-Ziffer	Abrechnungshinweis	Text
5-059.2	–	Entfernung eines Neurostimulators zur Stimulation des peripheren Nervensystems

11.1.2.5 Nachprogrammierung eines implantierten Neurostimulators

OPS-Ziffer	Abrechnungshinweis	Text
8-631.20	–	Ohne pharmakologische Anpassung
8-631.21	–	Mit pharmakologischer Anpassung
Nur einmal je stationärem Aufenthalt kodieren		

11.2 DRG-Mapping

Im Folgenden wird aufgezeigt, auf welche aG-DRG die unterschiedlichen Prozeduren in Abhängigkeit von der Hauptdiagnose gemappt werden. Für eine erste Übersicht sind Bewertungsrelation bei Hauptabteilungen sowie die Pflegeerlös Bewertungsrelation pro Tag angegeben. Eine ausführliche tabellarische Darstellung aller aG-DRGs finden Sie im Kapitel 15.1 Fallpauschalen/aG-DRG.

11.2.1 Diagnose Essentielle (primäre) Hypertonie

Prozedur	DRG	Bewertungsrelation bei Hauptabteilung	Pflegeerlös Bewertungsrelation
Implantation/Wechsel Neurostimulator + Elektrode(n)	F21E	0,8710	0,7008
Wechsel Neurostimulator			
Implantation/Wechsel permanente Elektrode	802A	1,9510	0,8152
Revision Neurostimulator + Elektrode	802C	1,5590	0,7796
Revision Neurostimulator			
Revision permanente Elektrode			
Explantation Neurostimulator + Elektrode	801E	1,8840	0,8120
Explantation Neurostimulator			
Explantation permanente Elektrode	802C	1,5590	0,7796

Tab. 24: DRG-Mapping Barorezeptoraktivierung, MDC 05 (Krankheiten und Störungen des Kreislaufsystems)

12 Hypoglossusnerv-Stimulation

Die elektrischen Impulse werden bei der Hypoglossusnerv-Stimulation an die anterioren Äste des Nervs appliziert. Bei einigen Systemen kann dies atmungsgetriggert erfolgen. In Folge kommt es zu einer Protrusion der Zungenbasis, die die Einengung der oberen Atemwege reduziert, was die Symptome einer obstruktiven Schlafapnoe vermindert.

12.1 Kodierung Prozeduren

12.1.1 Elektroden

12.1.1.1 Implantation oder Wechsel der Elektrode

OPS-Ziffer	Abrechnungshinweis	Text
5-059.86↔ (NEU!)	–	Implantation oder Wechsel einer Elektrode für ein System zur Hypoglossusnerv-Stimulation
Inkl. Implantation oder Wechsel eines interkostalen Drucksensors zur Detektion des Atemsignals		
Ersteinstellung oder Nachprogrammierung gesondert kodieren (8-631.3 ff.)		

12.1.1.2 Revision der Elektrode

OPS-Ziffer	Abrechnungshinweis	Text
5-059.94↔ (NEU!)	–	Elektrode für ein System zur Hypoglossusnerv-Stimulation
Inkl.: Revision eines interkostalen Drucksensors zur Detektion des Atemsignals		
Die Nachprogrammierung des Systems ist gesondert zu kodieren (8-631.31)		

12.1.1.3 Explantation der Elektrode

OPS-Ziffer	Abrechnungshinweis	Text
5-059.a4	–	Elektrode für ein System zur Hypoglossusnerv-Stimulation
Inkl.: Entfernung eines interkostalen Drucksensors zur Detektion des Atemsignals		

12.1.2 Neurostimulator

12.1.2.1 Implantation oder Wechsel mit Elektrode

OPS-Ziffer	Abrechnungshinweis	Text
5-059.c7	[ZE2021-187]	System zur Hypoglossusnerv-Stimulation
Implantation oder Wechsel der Elektroden zusätzlich kodieren (5-059.86)!		
Ersteinstellung oder Nachprogrammierung gesondert kodieren (8-631.3 ff.)		
Zusätzliche Mess- und/oder Stimulationsfunktion ggf. gesondert kodieren (5-059.h ff.)		

12.1.2.2 Wechsel ohne Elektrode

OPS-Ziffer	Abrechnungshinweis	Text
5-059.d7	[ZE2021-187]	System zur Hypoglossusnerv-Stimulation
Nachprogrammierung gesondert kodieren (8-631.31)		
Zusätzliche Mess- und/oder Stimulationsfunktion ggf. gesondert kodieren (5-059.h ff.)		

12.1.2.3 Revision des Neurostimulators

OPS-Ziffer	Abrechnungshinweis	Text
5-059.1	–	Revision eines Neurostimulators zur Stimulation des peripheren Nervensystems

12.1.2.4 Explantation des Neurostimulators

OPS-Ziffer	Abrechnungshinweis	Text
5-059.2	–	Entfernung eines Neurostimulators zur Stimulation des peripheren Nervensystems

12.1.3 Zusatzkodes

12.1.3.1 Positionierung des Drucksensors zur Detektion des Atemsignals

OPS-Ziffer	Abrechnungshinweis	Text
5-059.h3	–	Mit Positionierung eines interkostalen Drucksensors zur Detektion des Atemsignals

Dieser Kode ist ein Zusatzkode und wird nur zusätzlich zur Kodierung der Implantation oder des Wechsels des Neurostimulators für das periphere Nervensystem kodiert.

12.1.3.2 Programmierung/Einstellung

Einstellung eines Systems zur Hypoglossusnerv-Stimulation

OPS-Ziffer	Abrechnungshinweis	Text
8-631.30	–	Ersteinstellung
8-631.21	–	Nachprogrammierung
Nur einmal je stationärem Aufenthalt kodieren		

12.2 DRG-Mapping

Im Folgenden wird aufgezeigt, auf welche aG-DRG die unterschiedlichen Prozeduren in Abhängigkeit von der Hauptdiagnose gemappt werden. Für eine erste Übersicht sind Bewertungsrelation bei Hauptabteilungen sowie die Pflegeerlös Bewertungsrelation pro Tag angegeben. Eine ausführliche tabellarische Darstellung aller aG-DRGs finden Sie im Kapitel 15.1 Fallpauschalen/aG-DRG.

12.2.1 Diagnose Obstruktive Schlafapnoe

Prozedur	DRG	Bewertungsrelation bei Hauptabteilung	Pflegeerlös Bewertungsrelation
Implantation/Wechsel Neurostimulator + Elektrode(n)	802C	1,5590	0,7796
Wechsel Neurostimulator			
Implantation/Wechsel permanente Elektrode			
Revision Neurostimulator + Elektrode			
Revision Neurostimulator			
Revision permanente Elektrode			
Explantation Neurostimulator + Elektrode	801E	1,8840	0,8120
Explantation Neurostimulator			
Explantation permanente Elektrode	802C	1,5590	0,7796

Tab. 25: DRG-Mapping Hypoglossusnerv, MDC 04 (Atmungsorgane)

13 Phrenikusnerv-Stimulation

Das Zwerchfell ist der zentrale Atemmuskel, der vom N. phrenicus versorgt wird.

Die Stimulation des Nervs führt zur Aktivierung des Zwerchfells und damit zu einer Aktivierung der Atmung.

Ein Schrittmachersystem, das nächtliche Atempausen identifiziert und entsprechend aktiv wird, vermindert die Symptome einer zentralen Schlafapnoe signifikant.

13.1 Kodierung Prozeduren

13.1.1 Elektroden

13.1.1.1 Implantation oder Wechsel der Elektrode

OPS-Ziffer	Abrechnungshinweis	Text
5-059.87	–	Implantation oder Wechsel einer Elektrode für ein System zur Phrenikusnerv-Stimulation

13.1.1.2 Revision der Elektrode

OPS-Ziffer	Abrechnungshinweis	Text
5-059.95	–	Elektrode für ein System zur Phrenikusnerv-Stimulation

13.1.1.3 Explantation der Elektrode

OPS-Ziffer	Abrechnungshinweis	Text
5-059.a5↔ **(NEU!)**	–	Elektrode für ein System zur Phrenikusnerv-Stimulation

13.1.2 Neurostimulator

13.1.2.1 Implantation oder Wechsel mit Elektrode

OPS-Ziffer	Abrechnungshinweis	Text
5-059.cb	[ZE2021-86]	System zur Phrenikusnerv-Stimulation
Implantation oder Wechsel der Elektroden zusätzlich kodieren (5-059.87)		
Erst- oder Neueinstellung gesondert kodieren (8-631.4)		

13.1.2.2 Wechsel ohne Elektrode

OPS-Ziffer	Abrechnungshinweis	Text
5-059.db	[ZE2021-86]	System zur Phrenikusnerv-Stimulation
Neueinstellung gesondert kodieren (8-631.4)		

13.1.2.3 Revision des Neurostimulators

OPS-Ziffer	Abrechnungshinweis	Text
5-059.1	–	Revision eines Neurostimulators zur Stimulation des peripheren Nervensystems

13.1.2.4 Explantation des Neurostimulators

OPS-Ziffer	Abrechnungshinweis	Text
5-059.2	–	Entfernung eines Neurostimulators zur Stimulation des peripheren Nervensystems

13.1.2.5 Ersteinstellung des Stimulators

OPS-Ziffer	Abrechnungshinweis	Text
8-631.4	–	Ersteinstellung eines Systems zur Phrenikusnerv-Stimulation

13.1.2.6 Nachprogrammierung

OPS-Ziffer	Abrechnungshinweis	Text
8-631.20	–	Ohne pharmakologische Anpassung
8-631.21	–	Mit pharmakologischer Anpassung
Nur einmal je stationärem Aufenthalt kodieren		

13.2 DRG-Mapping

Im Folgenden wird aufgezeigt, auf welche aG-DRG die unterschiedlichen Prozeduren in Abhängigkeit von der Hauptdiagnose gemappt werden. Für eine erste Übersicht sind Bewertungsrelation bei Hauptabteilungen sowie die Pflegeerlös Bewertungsrelation pro Tag angegeben. Eine ausführliche tabellarische Darstellung aller aG-DRGs finden Sie im Kapitel 15.1 Fallpauschalen/aG-DRG.

13.2.1 Diagnose Zentrale Schlafapnoe

Prozedur	DRG	Bewertungsrelation bei Hauptabteilung	Pflegeerlös Bewertungsrelation
Implantation/Wechsel Neurostimulator + Elektrode(n)	801E	1,8840	0,8120
Wechsel Neurostimulator			
Implantation/Wechsel permanente Elektrode	802A	1,9510	0,8152
Revision Neurostimulator + Elektrode	802C	1,5590	0,7796
Revision Neurostimulator			
Revision permanente Elektrode			
Explantation Neurostimulator + Elektrode	801E	1,8840	0,8120
Explantation Neurostimulator			
Explantation permanente Elektrode	802C	1,5590	0,7796

Tab. 26: DRG-Mapping Phrenikusnerv, MDC 04 (Atmungsorgane)

14 Intrathekale oder epidurale Arzneimittelabgabe

Die intrathekale Applikation eines Medikamentes ist hochpotent und verringert die erforderliche Dosis sowie die begleitenden medikamentösen Nebenwirkungen. Die möglichen Indikationen sind weit gefächert. Primär wird sie zur Behandlung schwerer chronischer Schmerzsyndrome verwendet, ebenso wie zur Behandlung von Tumorschmerzen. In den meisten Fällen werden Opioide appliziert sowie Lokalanästhetika und in Ergänzung zur Wirkungsverlängerung Clonidin. Bei führender Spastik ist die intrathekale Applikation von Baclofen eine anerkannte Therapieoption, ebenso wie Ziconotid als Reservemedikation bei chronischen Schmerzen.

Gängige Systeme sind die mechanisch betriebene Gasdruckpumpe und die programmierbare elektronische Pumpe.

14.1 Kodierung Prozeduren

14.1.1 Katheter

14.1.1.1 Implantation eines Katheters

Implantation oder Wechsel eines Katheters zur intrathekalen und/oder epiduralen Infusion

OPS-Ziffer	Abrechnungshinweis	Text
5-038.20	[EBM, AOP2]	Temporärer Katheter zur Testinfusion
5-038.21	[EBM, AOP2]	Permanenter Katheter zur Dauerinfusion

14.1.1.2 Revision eines Katheters

OPS-Ziffer	Abrechnungshinweis	Text
5-038.6	–	Revision eines Katheters zur intrathekalen und/oder epiduralen Infusion

14.1.1.3 Explantation eines Katheters

OPS-Ziffer	Abrechnungshinweis	Text
5-038.b	[EBM]	Entfernung eines Katheters zur intrathekalen und/oder epiduralen Infusion

14.1.2 Reservoir-Prozeduren

OPS-Ziffer	Abrechnungshinweis	Text
5-038.3	–	Anlegen eines subkutanen Reservoirs
5-038.7	–	Revision eines subkutanen Reservoirs
5-038.c	–	Entfernung eines subkutanen Reservoirs

14.1.3 Medikamentenpumpe

14.1.3.1 Implantation oder Wechsel einer Medikamentenpumpe

Implantation oder Wechsel einer Medikamentenpumpe zur intrathekalen und/oder epiduralen Infusion

OPS-Ziffer	Abrechnungshinweis	Text
5-038.40	[ZE56, EBM, AOP2]	Vollimplantierbare Medikamentenpumpe mit konstanter Flussrate
5-038.41	[ZE09, EBM, AOP2]	Vollimplantierbare Medikamentenpumpe mit programmierbarem variablen Tagesprofil
5-038.4x	[ZE2021-07]	Sonstige

14.1.3.2 Revision einer Medikamentenpumpe

OPS-Ziffer	Abrechnungshinweis	Text
5-038.8	–	Revision einer Medikamentenpumpe zur intrathekalen und/oder epiduralen Infusion

14.1.3.3 Explantation einer Medikamentenpumpe

OPS-Ziffer	Abrechnungshinweis	Text
5-038.d	[EBM, AOP1]	Entfernung einer Medikamentenpumpe zur intrathekalen und/oder epiduralen Infusion

14.2 DRG-Mapping

Im Folgenden wird aufgezeigt, auf welche aG-DRG die unterschiedlichen Prozeduren in Abhängigkeit von der Hauptdiagnose gemappt werden. Für eine erste Übersicht sind Bewertungsrelation bei Hauptabteilungen sowie die Pflegeerlös Bewertungsrelation pro Tag angegeben. Eine ausführliche tabellarische Darstellung aller aG-DRGs finden Sie im Kapitel 15.1 Fallpauschalen/aG-DRG.

14.2.1 Diagnosen Komplexes regionales Schmerzsyndrom, Nervenläsion/Neuralgien

Prozedur	DRG	Bewertungsrelation bei Hauptabteilung	Pflegeerlös Bewertungsrelation
Implantation Temporärer Katheter	B71D	0,5280	0,6590
Implantation/Wechsel Medikamentenpumpe + Katheter	B17D	1,0220	0,7624
Implantation/Wechsel Medikamentenpumpe			
Implantation/Wechsel permanente Katheter	B71D	0,5280	0,6590
Revision Medikamentenpumpe + Katheter	B18C	1,6660	0,9888
Revision Medikamentenpumpe			
Revision Katheter			
Explantation Medikamentenpumpe + Katheter	B18C	1,6660	0,9888
Explantation Medikamentenpumpe			
Explantation Katheter	B71D	0,5280	0,6590

Tab. 27: DRG-Mapping Intrathekale Arzneimittelgabe MDC 01 (Nervensystem)

14.2.2 Diagnosen Spastische Zerebralparese, Hemiparese und Hemiplegie

Prozedur	DRG	Bewertungsrelation bei Hauptabteilung	Pflegeerlös Bewertungsrelation
Implantation Temporärer Katheter	B85C	0,6650	0,9410
Implantation/Wechsel Medikamentenpumpe + Katheter	B17D	1,0220	0,7624
Implantation/Wechsel Medikamentenpumpe			
Implantation/Wechsel permanente Katheter	B85C	0,6650	0,9410
Revision Medikamentenpumpe + Katheter	B18C	1,6660	0,9888
Revision Medikamentenpumpe			
Revision Katheter			
Explantation Medikamentenpumpe + Katheter	B18C	1,6660	0,9888
Explantation Medikamentenpumpe			
Explantation Katheter	B85C	0,6650	0,9410

Tab. 28: DRG-Mapping Intrathekale Arzneimittelgabe MDC 01 (Nervensystem) II

14.2.3 Diagnosen Spinale Spastik der quergestreiften Muskulatur

Prozedur	DRG	Bewertungsrelation bei Hauptabteilung	Pflegeerlös Bewertungsrelation
Implantation Temporärer Katheter	B86Z	0,7100	0,7192
Implantation/Wechsel Medikamentenpumpe + Katheter	B17D	1,0220	0,7624
Implantation/Wechsel Medikamentenpumpe			
Implantation/Wechsel permanente Katheter	B86Z	0,7100	0,7192
Revision Medikamentenpumpe + Katheter	B18C	1,6660	0,9888
Revision Medikamentenpumpe			
Revision Katheter			
Explantation Medikamentenpumpe + Katheter	B18C	1,6660	0,9888
Explantation Medikamentenpumpe			
Explantation Katheter	B86Z	0,7100	0,7192

Tab. 29: DRG-Mapping Intrathekale Arzneimittelgabe MDC 01 (Nervensystem) III

14.2.4 Diagnosen Spastische Paraparese, Paraplegie, Tetraparese und Tetraplegie

Prozedur	DRG	Bewertungsrelation bei Hauptabteilung	Pflegeerlös Bewertungsrelation
Implantation Temporärer Katheter	B60A	0,9180	0,9052
Implantation/Wechsel Medikamentenpumpe + Katheter	B18B	2,2990	0,9254
Implantation/Wechsel Medikamentenpumpe			
Implantation/Wechsel permanente Katheter	B60A	0,9180	0,9052
Revision Medikamentenpumpe + Katheter	B18C	1,6660	0,9888
Revision Medikamentenpumpe			
Revision Katheter			
Explantation Medikamentenpumpe + Katheter	B18C	1,6660	0,9888
Explantation Medikamentenpumpe			
Explantation Katheter	B60A	0,9180	0,9052

Tab. 30: DRG-Mapping Intrathekale Arzneimittelgabe MDC 01 (Nervensystem) IV

14.2.5 Diagnosen FBSS, Rückenschmerz, Beinschmerz

Prozedur	DRG	Bewertungsrelation bei Hauptabteilung	Pflegeerlös Bewertungsrelation
Implantation Temporärer Katheter	I68E	0,4330	0,6336
Implantation/Wechsel Medikamentenpumpe + Katheter	I10C	1,6140	0,7506
Implantation/Wechsel Medikamentenpumpe			
Implantation/Wechsel permanente Katheter	I68E	0,4330	0,6336
Revision Medikamentenpumpe + Katheter	I10E	0,9850	0,6616
Revision Medikamentenpumpe			
Revision Katheter			
Explantation Medikamentenpumpe + Katheter	I10E	0,9850	0,6616
Explantation Medikamentenpumpe			
Explantation Katheter	I68E	0,4330	0,6336

Tab. 31: DRG-Mapping Intrathekale Arzneimittelgabe MDC 08 (Bewegungsapparat)

15 Abrechnung

Die Abrechnung der stationären Versorgung von Patientinnen und Patienten mit einem Neuromodulationssystemen erfolgt in der Regel in zwei Schritten:

1. Für jeden Behandlungsfall rechnet das Krankenhaus eine Fallpauschale (aG-DRG) ab.
2. Die Erstattung der durch das Neuromodulationssystem anfallenden Mehrkosten bei der Implantation eines Neurostimulators erfolgt im Regelfall über Zusatzentgelte und zwar entweder

   a) durch bundeseinheitliche Zusatzentgelte nach § 9 Abs. 1 KHEntgG. Für diese Zusatzentgelte sind im Fallpauschalenkatalog Euro-Beträge ausgewiesen, die abgerechnet werden, oder

   b) durch ein krankenhausindividuelles Zusatzentgelt nach § 6 Abs. 1 KHEntgG, soweit dieses zwischen den Vertragsparteien (Krankenhaus und Kostenträger) in der Budget- und Entgeltvereinbarung des Hauses vereinbart wurde.

Für Systeme, die ggf. noch nicht sachgerecht über Fallpauschalen und Zusatzentgelte vergütet werden, können vom Krankenhaus bis zum 31. Oktober eines jeden Jahres Anträge auf NUB-Entgelte (Neue Untersuchungs- und Behandlungsmethoden) für das Folgejahr gestellt werden. Antragstellung und Prüfung laufen über das InEK. Bei positiver Prüfung können antragstellende Krankenhäuser auf der örtlichen Ebene krankenhausspezifische NUB-Entgelte vereinbaren. Diese sind ein Kalenderjahr gültig.

Viele der oben aufgeführten Prozeduren können ambulant in der vertragsärztlichen Versorgung oder auch durch Krankenhäuser (§ 115b SGB V) durchgeführt und abgerechnet werden. KBV, GKV und DKG haben entsprechende Kataloge für ambulante Prozeduren und deren Vergütung zusammengestellt.

In den folgenden Kapiteln sind die näheren Angaben hierfür aufgelistet.

15.1 Fallpauschalen/aG-DRG

Im Folgenden werden die oben genannten relevanten aG-DRGs noch einmal in alphabetischer Reihenfolge ausführlich dargestellt.

DRG	Bezeichnung	Bewertungsrelation bei Hauptabteilung	Mittlere Verweildauer	Untere Grenzverweildauer		Obere Grenzverweildauer		Externe Verlegung Abschlag/Tag (Bewertungsrelation)	Verlegungsfallpauschale	Ausnahme von Wiederaufnahme	Pflegeerlös Bewertungsrelation/Tag
				Erster Tag mit Abschlag	Bewertungsrelation/Tag	Erster Tag zusätzliches Entgelt	Bewertungsrelation/Tag				
B05Z	Dekompression bei Karpaltunnelsyndrom oder kleine Eingriffe an den Nerven	0,491	2,4	1	0,132	5	0,065	0,065			0,8897
B17D	Eingriffe an peripheren Nerven, Hirnnerven und anderen Teilen des Nervensystems oder Eingriff bei zerebraler Lähmung, Muskeldystrophie oder Neuropathie, mit mäßig komplexem Eingriff oder best. Eingriff und Alter < 19 J. oder schw. CC oder best. Diagnose	1,022	4,4	1	0,364	12	0,073	0,084			0,7624

DRG	Bezeichnung	Bewertungsrelation bei Hauptabteilung	Mittlere Verweildauer	Untere Grenzverweildauer		Obere Grenzverweildauer		Externe Verlegung Abschlag/Tag (Bewertungsrelation)	Verlegungsfallpauschale	Ausnahme von Wiederaufnahme	Pflegeerlös Bewertungsrelation/Tag
				Erster Tag mit Abschlag	Bewertungsrelation/Tag	Erster Tag zusätzliches Entgelt	Bewertungsrelation/Tag				
B17E	Eingriffe an peripheren Nerven, Hirnnerven und anderen Teilen des Nervensystems oder Eingriff bei zerebraler Lähmung, Muskeldystrophie oder Neuropathie, ohne komplexe oder bestimmte Diagnose, ohne mäßig komplexen oder komplexen Eingriff	0,702	2,8	1	0,192	6	0,064	0,068			0,8450
B18B	Bestimmte Eingriffe an Wirbelsäule und Rückenmark bei Krankheiten und Störungen des Nervensystems außer bei bösartiger Neubildung oder Revision eines Ventrikelshuntes oder operative Eingriffe bei nicht akuter Para-/Tetraplegie	2,299	10,8	3	0,265	24	0,069	0,089			0,9253

DRG	Bezeichnung	Bewertungsrelation bei Hauptabteilung	Mittlere Verweildauer	Untere Grenzverweildauer		Obere Grenzverweildauer		Externe Verlegung Abschlag/Tag (Bewertungsrelation)	Verlegungsfallpauschale	Ausnahme von Wiederaufnahme	Pflegeerlös Bewertungsrelation/Tag
				Erster Tag mit Abschlag	Bewertungsrelation/Tag	Erster Tag zusätzliches Entgelt	Bewertungsrelation/Tag				
B18C	Andere Eingriffe an Wirbelsäule und Rückenmark bei Krankheiten und Störungen des Nervensystems außer bei bösartiger Neubildung	1,666	6,9	1	0,343	15	0,070	0,087			0,9887
B18D	Mäßig komplexe Eingriffe an Wirbelsäule und Rückenmark bei Krankheiten und Störungen des Nervensystems außer bei bösartiger Neubildung	1,442	7,6	2	0,207	19	0,058	0,073			0,8192
B19A	Implantation, Revision und Entfernung von Neurostimulatoren und Neurostimulationselektroden bei Krankheiten und Störungen des Nervensystems mit Implantation oder Wechsel eines Neurostimulators	1,253	3,1	1	0,157	8	0,059	0,063			0,8243

DRG	Bezeichnung	Bewertungsrelation bei Hauptabteilung	Mittlere Verweildauer	Untere Grenzverweildauer		Obere Grenzverweildauer		Externe Verlegung Abschlag/Tag (Bewertungsrelation)	Verlegungsfallpauschale	Ausnahme von Wiederaufnahme	Pflegeerlös Bewertungsrelation/Tag
				Erster Tag mit Abschlag	Bewertungsrelation/Tag	Erster Tag zusätzliches Entgelt	Bewertungsrelation/Tag				
B19B	Implantation, Revision und Entfernung von Neurostimulatoren und Neurostimulationselektroden bei Krankheiten und Störungen des Nervensystems mit Implantation oder Wechsel eines permanenten oder temporären Elektrodensystems	1,452	2,8	1	0,121	7	0,061	0,064			0,8154
B19C	Implantation, Revision und Entfernung von Neurostimulatoren und Neurostimulationselektroden bei Krankheiten und Störungen des Nervensystems ohne Implantation oder Wechsel von Neurostimulatoren und Elektrodensystemen	0,873	3,2	1	0,372	7	0,062	0,068			0,8328

DRG	Bezeichnung	Bewertungsrelation bei Hauptabteilung	Mittlere Verweildauer	Untere Grenzverweildauer – Erster Tag mit Abschlag	Untere Grenzverweildauer – Bewertungsrelation/Tag	Obere Grenzverweildauer – Erster Tag zusätzliches Entgelt	Obere Grenzverweildauer – Bewertungsrelation/Tag	Externe Verlegung Abschlag/Tag (Bewertungsrelation)	Verlegungsfallpauschale	Ausnahme von Wiederaufnahme	Pflegeerlös Bewertungsrelation/Tag
B20B	Kraniotomie oder große WS-Operation mit komplexer Prozedur, Alter > 17 Jahre oder ohne bestimmte komplexe Prozedur, mit komplizierenden Faktoren, Alter > 15 Jahre	2,829	9,9	2	0,463	20	0,172		x		1,2238
B20E	Kraniotomie oder große Wirbelsäulen-Operation ohne komplexe Prozedur, Alter > 2 Jahre, ohne komplexe Diagnose, ohne bestimmten Eingriff bei Trigeminusneuralgie, ohne bestimmte Prozedur, außer bei bösartiger Neubildung	1,572	7,8	2	0,323	17	0,133		x		1,1721

DRG	Bezeichnung	Bewertungsrelation bei Hauptabteilung	Mittlere Verweildauer	Untere Grenzverweildauer		Obere Grenzverweildauer		Externe Verlegung Abschlag/Tag (Bewertungsrelation)	Verlegungsfallpauschale	Ausnahme von Wiederaufnahme	Pflegeerlös Bewertungsrelation/Tag
				Erster Tag mit Abschlag	Bewertungsrelation/Tag	Erster Tag zusätzliches Entgelt	Bewertungsrelation/Tag				
B21A	Implantation eines Neurostimulators zur Hirnstimulation, Mehrelektrodensystem, mit Sondenimplantation	8,520	12,1	3	0,295	20	0,097	0,090			0,9611
B21B	Implantation eines Neurostimulators zur Hirnstimulation, Mehrelektrodensystem, ohne Sondenimplantation	3,926	3,5	1	0,154	8	0,088	0,069			1,0680
B60A	Nicht akute Paraplegie / Tetraplegie, mehr als ein Belegungstag	0,918	8,6	2	0,300	20	0,074	0,093			0,9052
B71D	Erkrankungen an Hirnnerven und peripheren Nerven ohne komplexe Diagnose, ohne Komplexbehandlung der Hand, ohne äußerst schwere oder schwere CC	0,528	4,5	1	0,309	11	0,081	0,094			0,6590

DRG	Bezeichnung	Bewertungsrelation bei Hauptabteilung	Mittlere Verweildauer	Untere Grenzverweildauer Erster Tag mit Abschlag	Untere Grenzverweildauer Bewertungsrelation/Tag	Obere Grenzverweildauer Erster Tag zusätzliches Entgelt	Obere Grenzverweildauer Bewertungsrelation/Tag	Externe Verlegung Abschlag/Tag (Bewertungsrelation)	Verlegungsfallpauschale	Ausnahme von Wiederaufnahme	Pflegeerlös Bewertungsrelation/Tag
B85C	Degenerative Krankheiten des Nervensystems ohne hochkomplexe Diagnose, ohne äußerst schwere oder schwere CC oder ein Belegungstag, mit komplexer Diagnose, zerebrale Lähmungen oder Delirium	0,665	6,5	1	0,460	15	0,071	0,087			0,9410
B86Z	Rückenmarkkompression, nicht näher bezeichnet und Krankheit des Rückenmarkes, nicht näher bezeichnet	0,710	6,1	1	0,348	14	0,081	0,098			0,7192
F21E	Andere OR-Prozeduren bei Kreislauferkrankungen ohne komplexen Eingriff, ohne komplizierende Konstellationen, ohne IntK > 196 / 184 / 368 Punkte, ohne mäßig komplexen Eingriff, ohne bestimmten anderen Eingriff	0,871	9,7	2	0,247	20	0,054	0,069			0,7008

DRG	Bezeichnung	Bewertungsrelation bei Hauptabteilung	Mittlere Verweildauer	Untere Grenzverweildauer		Obere Grenzverweildauer		Externe Verlegung Abschlag/Tag (Bewertungsrelation)	Verlegungsfallpauschale	Ausnahme von Wiederaufnahme	Pflegeerlös Bewertungsrelation/Tag
				Erster Tag mit Abschlag	Bewertungsrelation/Tag	Erster Tag zusätzliches Entgelt	Bewertungsrelation/Tag				
G11B	Pyloromyotomie oder Anoproktoplastik und Rekonstruktion von Anus und Sphinkter außer bei Analfissuren und Hämorrhoiden, Alter > 5 Jahre	0,621	3,6	1	0,237	8	0,057	0,063			0,7626
G13A	Implantation und Wechsel von Neurostimulatoren und Neurostimulationselektroden bei Krankheiten und Störungen der Verdauungsorgane ohne Implantation oder Wechsel eines permanenten Elektrodensystems	1,040	2,5	1	0,114	5	0,064	0,065			0,8190
G13B	Implantation und Wechsel von Neurostimulatoren und Neurostimulationselektroden bei Krankheiten und Störungen der Verdauungsorgane mit Implantation oder Wechsel eines permanenten Elektrodensystems	1,320	2,9	1	0,124	6	0,061	0,064			0,7854

DRG	Bezeichnung	Bewertungsrelation bei Hauptabteilung	Mittlere Verweildauer	Untere Grenzverweildauer		Obere Grenzverweildauer		Externe Verlegung Abschlag/Tag (Bewertungsrelation)	Verlegungsfallpauschale	Ausnahme von Wiederaufnahme	Pflegeerlös Bewertungsrelation/Tag
				Erster Tag mit Abschlag	Bewertungsrelation/Tag	Erster Tag zusätzliches Entgelt	Bewertungsrelation/Tag				
I10C	Andere Eingriffe an der Wirbelsäule bei Bandscheibeninfektion oder mit bestimmtem Eingriff an der Wirbelsäule	1,614	6,3	1	0,266	13	0,059	0,073			0,7506
I10E	Andere Eingriffe an der Wirbelsäule mit mäßig komplexem Eingriff, ohne komplexen Eingriff, ohne Bandscheibeninfektion, mit bestimmtem Eingriff oder wenig komplexer Eingriff, mehr als 1 Belegungstag, Alter < 18 Jahre	0,985	5,6	1	0,441	12	0,058	0,070			0,6616

DRG	Bezeichnung	Bewertungsrelation bei Hauptabteilung	Mittlere Verweildauer	Untere Grenzverweildauer		Obere Grenzverweildauer		Externe Verlegung Abschlag/Tag (Bewertungsrelation)	Verlegungsfallpauschale	Ausnahme von Wiederaufnahme	Pflegeerlös Bewertungsrelation/Tag
				Erster Tag mit Abschlag	Bewertungsrelation/Tag	Erster Tag zusätzliches Entgelt	Bewertungsrelation/Tag				
I10F	Andere Eingriffe an der Wirbelsäule ohne mäßig komplexen Eingriff an der Wirbelsäule mit bestimmtem kleinen Eingriff oder wenig komplexer Eingriff, mehr als ein Belegungstag, Alter > 17 Jahre	0,846	4,6	1	0,377	11	0,065	0,076			0,6780
I10G	Andere Eingriffe an der Wirbelsäule ohne mäßig komplexen Eingriff an der Wirbelsäule, ohne bestimmten kleinen Eingriff, ohne wenig komplexen Eingriff oder ein Belegungstag, mit anderem kleinen Eingriff	0,661	3,0	1	0,183	7	0,071	0,076			0,7805

DRG	Bezeichnung	Bewertungsrelation bei Hauptabteilung	Mittlere Verweildauer	Untere Grenzverweildauer		Obere Grenzverweildauer		Externe Verlegung Abschlag/Tag (Bewertungsrelation)	Verlegungsfallpauschale	Ausnahme von Wiederaufnahme	Pflegeerlös Bewertungsrelation/Tag
				Erster Tag mit Abschlag	Bewertungsrelation/Tag	Erster Tag zusätzliches Entgelt	Bewertungsrelation/Tag				
I10H	Andere Eingriffe an der Wirbelsäule ohne mäßig komplexen Eingriff, ohne bestimmten kleinen Eingriff, ohne anderen kleinen Eingriff	0,578	3,0	1	0,238	7	0,062	0,067			0,8778
I19A	Implantation und Wechsel von Neurostimulatoren und Neurostimulationselektroden bei Krankheiten und Störungen an Muskel-Skelett-System und Bindegewebe ohne Implantation oder Wechsel eines permanenten Elektrodensystems	1,236	3,9	1	0,389	10	0,052	0,059			0,6981

DRG	Bezeichnung	Bewertungsrelation bei Hauptabteilung	Mittlere Verweildauer	Untere Grenzverweildauer		Obere Grenzverweildauer		Externe Verlegung Abschlag/Tag (Bewertungsrelation)	Verlegungsfallpauschale	Ausnahme von Wiederaufnahme	Pflegeerlös Bewertungsrelation/Tag
				Erster Tag mit Abschlag	Bewertungsrelation/Tag	Erster Tag zusätzliches Entgelt	Bewertungsrelation/Tag				
I19B	Implantation und Wechsel von Neurostimulatoren und Neurostimulationselektroden bei Krankheiten und Störungen an Muskel-Skelett-System und Bindegewebe mit Implantation oder Wechsel eines permanenten Elektrodensystems	1,485	3,6	1	0,115	9	0,057	0,064			0,7398
I28E	Andere Eingriffe am Bindegewebe, ohne bestimmte, mäßig komplexe und komplexe Eingriffe am Bindegewebe, Alter > 9 Jahre oder ein Belegungstag	0,827	4,5	1	0,280	11	0,061	0,071			0,8036

DRG	Bezeichnung	Bewertungsrelation bei Hauptabteilung	Mittlere Verweildauer	Untere Grenzverweildauer		Obere Grenzverweildauer		Externe Verlegung Abschlag/Tag (Bewertungsrelation)	Verlegungsfallpauschale	Ausnahme von Wiederaufnahme	Pflegeerlös Bewertungsrelation/Tag
				Erster Tag mit Abschlag	Bewertungsrelation/Tag	Erster Tag zusätzliches Entgelt	Bewertungsrelation/Tag				
I68E	Nicht operativ behandelte Erkrankungen und Verletzungen WS, > 1 Belegungstag oder andere Femurfraktur, außer bei Diszitis oder infektiöser Spondylopathie, ohne Kreuzbeinfraktur, ohne best. mäßig aufw., aufw. od. hochaufw. Beh, oh. Wirbelsäulenfraktur	0,433	4,1	1	0,229	10	0,069	0,079			0,6336
L09D	Andere Eingriffe bei Erkrankungen der Harnorgane ohne Anlage eines Dialyseshunts bei akuter Niereninsuffizienz od. bei chronischer Niereninsuffizienz mit Dialyse, ohne Kalziphylaxie, ohne best. Laparotomie, mit best. anderen Eingriff od. Alter < 18 Jahre	1,238	6,3	1	0,583	16	0,067	0,083			0,7845

DRG	Bezeichnung	Bewertungsrelation bei Hauptabteilung	Mittlere Verweildauer	Untere Grenzverweildauer		Obere Grenzverweildauer		Externe Verlegung Abschlag/Tag (Bewertungsrelation)	Verlegungsfallpauschale	Ausnahme von Wiederaufnahme	Pflegeerlös Bewertungsrelation/Tag
				Erster Tag mit Abschlag	Bewertungsrelation/Tag	Erster Tag zusätzliches Entgelt	Bewertungsrelation/Tag				
L09E	Andere Eingriffe bei Erkrankungen der Harnorgane ohne Anlage eines Dialyseshunts bei akuter Niereninsuffizienz oder bei chron. Niereninsuff. mit Dialyse, ohne kalziphylaxie, ohne best. Laparotomie, ohne bestimmten anderen Eingriff, Alter > 17 Jahre	0,771	3,3	1	0,181	8	0,058	0,064			0,7554
L16A	Implantation und Wechsel von Neurostimulatoren und Neurostimulationselektroden bei Krankheiten und Störungen der Harnorgane mit Implantation oder Wechsel eines Neurostimulators	0,984	2,8	1	0,123	6	0,063	0,066			0,7703

DRG	Bezeichnung	Bewertungsrelation bei Hauptabteilung	Mittlere Verweildauer	Untere Grenzverweildauer		Obere Grenzverweildauer			Externe Verlegung Abschlag/Tag (Bewertungsrelation)	Verlegungsfallpauschale	Ausnahme von Wiederaufnahme	Pflegeerlös Bewertungsrelation/Tag
				Erster Tag mit Abschlag	Bewertungsrelation/Tag	Erster Tag zusätzliches Entgelt	Bewertungsrelation/Tag					
L16B	Implantation und Wechsel von Neurostimulatoren und Neurostimulationselektroden bei Krankheiten und Störungen der Harnorgane mit Implantation oder Wechsel eines permanenten Elektrodensystems	1,502	2,8	1	0,133	6	0,066	0,070				0,7070
L16C	Implantation und Wechsel von Neurostimulatoren und Neurostimulationselektroden bei Krankheiten und Störungen der Harnorgane mit Implantation oder Wechsel eines temporären Elektrodensystems	1,151	2,2	1	0,119	4	0,076	0,075				0,6974

DRG	Bezeichnung	Bewertungsrelation bei Hauptabteilung	Mittlere Verweildauer	Untere Grenzverweildauer		Obere Grenzverweildauer		Externe Verlegung Abschlag/Tag (Bewertungsrelation)	Verlegungsfallpauschale	Ausnahme von Wiederaufnahme	Pflegeerlös Bewertungsrelation/Tag
				Erster Tag mit Abschlag	Bewertungsrelation/Tag	Erster Tag zusätzliches Entgelt	Bewertungsrelation/Tag				
801B	Ausgedehnte OR-Prozedur ohne Bezug zur Hauptdiagnose mit hochkomplexer OR-Prozedur oder mit komplizierender Konstellation, Alter > 17 Jahre oder ohne komplizierende Faktoren	3,482	21,4	6	0,333	39	0,076	0,103		x	1,0373
801C	Ausgedehnte OR-Proz. oh. Bezug zur Hauptdiag. mit komplexer OR-Proz. od. and. Eingriff an Kopf u. Wirbelsäule od. mit neurolog. Komplexbeh. des akuten Schlaganfalls od. Alter < 1 J. bei Para- / Tetraplegie od Alter < 18 J. u. schw. od. äuß. schw CC	2,687	17,6	5	0,291	34	0,070	0,094		x	1,0381

DRG	Bezeichnung	Bewertungsrelation bei Hauptabteilung	Mittlere Verweildauer	Untere Grenzverweildauer		Obere Grenzverweildauer		Externe Verlegung Abschlag/Tag (Bewertungsrelation)	Verlegungsfallpauschale	Ausnahme von Wiederaufnahme	Pflegeerlös Bewertungsrelation/Tag
				Erster Tag mit Abschlag	Bewertungsrelation/Tag	Erster Tag zusätzliches Entgelt	Bewertungsrelation/Tag				
801D	Ausgedehnte OR-Prozedur ohne Bezug zur Hauptdiagnose mit bestimmter OR-Prozedur oder mit intensivmediz. Komplexbeh. > 196 / 184 / 368 Aufwandspunkte oder bestimmte nicht ausgedehnte OR-Prozedur mit neurolog. Komplexbehandlung des akuten Schlaganfalls	2,426	17,4	5	0,274	32	0,066	0,089		x	0,9536
801E	Ausgedehnte OR-Prozedur ohne Bezug zur Hauptdiagnose ohne komplizierende Konstellation, ohne hochkomplexe, komplexe oder bestimmte OR-Prozedur	1,884	15,2	4	0,264	29	0,061	0,082		x	0,8120

DRG	Bezeichnung	Bewertungsrelation bei Hauptabteilung	Mittlere Verweildauer	Untere Grenzverweildauer		Obere Grenzverweildauer		Externe Verlegung Abschlag/Tag (Bewertungsrelation)	Verlegungsfallpauschale	Ausnahme von Wiederaufnahme	Pflegeerlös Bewertungsrelation/Tag
				Erster Tag mit Abschlag	Bewertungsrelation/Tag	Erster Tag zusätzliches Entgelt	Bewertungsrelation/Tag				
802A	Bestimmte nicht ausgedehnte OR-Prozedur ohne Bezug zur Hauptdiagnose oder andere nicht ausgedehnte OR-Prozedur mit intensivmedizinischer Komplexbehandlung > 196 / 184 / 368 Aufwandspunkte	1,951	15,9	4	0,305	29	0,067	0,090		x	0,8152
802C	Andere nicht ausgedehnte OR-Prozedur ohne Bezug zur Hauptdiagnose ohne mäßig komplexe OR-Prozedur	1,559	11,1	3	0,249	25	0,063	0,083		x	0,7796
802D	Wenig komplexe nicht ausgedehnte OR-Prozedur ohne Bezug zur Hauptdiagnose	0,854	6,1	1	0,414	17	0,062	0,076		x	0,7841

Tab. 32: Fallpauschalen Neurostimulation 2022

15.2 Zusatzentgelte

Mit Zusatzentgelten (ZE) werden Kosten für definierte Leistungen vergütet, die durch Fallpauschalen nicht ausreichend gedeckt sind. Dabei werden zwei verschiedene Arten unterschieden:

15.2.1 Bewertete Zusatzentgelte

Diese Entgelte sind im Fallpauschalenkatalog in Anlage 2 und 5 gelistet und mit festen Euro-Beträgen ausgewiesen, die bundesweit Gültigkeit besitzen. Im Rahmen des Versorgungsauftrages (und des Krankenhausbudgets) können diese ohne Anmeldung oder Verhandlung vom Krankenhaus abgerechnet werden.

15.2.2 Unbewertete Zusatzentgelte

Diese Entgelte sind im Fallpauschalenkatalog in Anlage 4 und 6 zu finden, jedoch nicht bepreist. Die Entgelthöhe muss krankenhausindividuell im Rahmen der jährlichen Budget- und Entgeltverhandlung vom Krankenhaus vereinbart werden.

Bestehende ZE-Vereinbarungen gelten bis zur nächsten Budgetverhandlung fort, neue Zusatzentgelte können bis zu einer Vereinbarung im Rahmen des Versorgungsauftrags zunächst pauschal mit 600 Euro abgerechnet werden. Mit der Budgetvereinbarung sollte dann auch die Rückvergütung festgelegt werden.

15.2.3 ZE-Kalkulation

Bei der Versorgung mit Neuromodulationssystemen kommt des Zusatzentgelt vor allem bei der Implantation des Neurostimulators bzw. der Medikamentenpumpe zum Tragen. Dabei werden Neuimplantation und Wechsel mit und ohne Elektrode/Kanüle unterschieden.

Es ist offensichtlich, dass bei einer De-novo-Implantation eines kompletten Systems mit Neurostimulator und Elektroden höhere Kosten (beispielsweise für Material oder OP-Zeit) entstehen als bei einem einfachen Wechsel eines Neurostimulators. Trotzdem werden beide über dieselbe Fallpauschale und dasselbe ZE abgerechnet.

Tipp

Es empfiehlt sich deshalb, das Zusatzentgelt in verschiedene Entgeltstufen entsprechend den anfallenden zusätzlichen Kosten zu untergliedern. Die drei wichtigsten Stufen sind im Folgenden aufgeführt.

1. De-novo-Implantation Neurostimulator mit Elektrode(n)
   Zu kalkulierende Kosten würden beinhalten:

   Checkliste
   - OP-Zeit
   - Neurostimulator
   - Elektroden
   - Zusätzliches Verbrauchsmaterial
   - Patientenutensilien (Ladegerät, Fernbedienung[14])

2. De-novo-Implantation Neurostimulator ohne Elektrode
   Zu kalkulierende Kosten würden beinhalten:

   Checkliste
   - OP-Zeit
   - Neurostimulator

---

[14] Bei Neuromodulationssystemen handelt es sich i.d.R. um zugelassene Behandlungssysteme, deren Zertifizierung das für die Funktionsfähigkeit essentielle Systemzubehör, wie beispielsweise Patientenprogrammiergeräte oder Ladegeräte, beinhaltet. Dieses Zubehör ist nach EU-Richtlinie 90/385/EWG als AAIMD (Accessory to an Active Implantable Medical Device) klassifiziert, da es zum Funktionserhalt untrennbar mit den Implantaten verbunden ist. Dieses für den Betrieb der Neuromodulationssysteme zwingend notwendige Zubehör ist somit als Systembestandteil leistungs- und abrechnungstechnisch dem Implantatsystem zugeordnet.

- Zusätzliches Verbrauchsmaterial
- Patientenutensilien (Ladegerät, Fernbedienung)

3. Wechsel Neurostimulator ohne Elektrode
   Zu kalkulierende Kosten würden beinhalten:

   Checkliste
   - OP-Zeit
   - Neurostimulator

Tipp

Darüber hinaus wären aber auch weitere Unterscheidungen denkbar, wenn sie für eine ausreichende Kostendeckung notwendig sind. Beispielsweise:

- De-novo-Implantation Neurostimulator mit Plattenelektrode
- Implantation/Wechsel mit MRT-fähigem Material

Die Untergliederung sollte aktiv in die Forderungs- und Vereinbarungs-AEB (Aufstellung der Entgelte und Budgetermittlung) aufgenommen werden.

15.2.4 ZE-Übersicht

Im Folgenden sind die im Bereich Neuromodulation zum Tragen kommenden Zusatzentgelte und die verknüpften OPS-Ziffern noch einmal in kompakter Form aufgelistet und die bewerteten ZEs mit dem entsprechenden Euro-Wert versehen.

15.2.4.1 Unbewertete ZEs

Für eine vollständige Übersicht enthält die Tabelle auch Kodes, die in die ZEs gemappt werden, aber nicht Teil dieses Kodierleitfadens sind.

ZE	Bezeichnung	OPS Version 2022	
		OPS-Kode	OPS-Text
ZE2022-07	Andere implantierbare Medikamentenpumpen	5-028.1x	Funktionelle Eingriffe an Schädel, Gehirn und Hirnhäuten: Implantation oder Wechsel einer Medikamentenpumpe zur intraventrikulären Infusion: Sonstige
		5-038.4x	Operationen am spinalen Liquorsystem: Implantation oder Wechsel einer Medikamentenpumpe zur intrathekalen und/oder epiduralen Infusion: Sonstige
ZE2022-61	Neurostimulatoren zur Hirn- oder Rückenmarkstimulation oder zur Stimulation des peripheren Nervensystems, Mehrkanalstimulator, wiederaufladbar	5-028.92	Implantation oder Wechsel eines Neurostimulators zur Hirnstimulation mit Implantation oder Wechsel einer Neurostimulationselektrode: Mehrkanalstimulator, vollimplantierbar, mit wiederaufladbarem Akkumulator
		5-028.a2	Funktionelle Eingriffe an Schädel, Gehirn und Hirnhäuten: Wechsel eines Neurostimulators zur Hirnstimulation ohne Wechsel einer Neurostimulationselektrode: Mehrkanalstimulator, vollimplantierbar, mit wiederaufladbarem Akkumulator
		5-028.c2	Funktionelle Eingriffe an Schädel, Gehirn und Hirnhäuten: Implantation eines Neurostimulators zur Hirnstimulation ohne Implantation einer Neurostimulationselektrode: Mehrkanalstimulator, vollimplantierbar, mit wiederaufladbarem Akkumulator
		5-039.e2	Implantation oder Wechsel eines Neurostimulators zur epiduralen Rückenmarkstimulation mit Implantation oder Wechsel einer Neurostimulationselektrode: Mehrkanalstimulator, vollimplantierbar, mit wiederaufladbarem Akkumulator
		5-039.f2	Wechsel eines Neurostimulators zur epiduralen Rückenmarkstimulation ohne Wechsel einer Neurostimulationselektrode: Mehrkanalstimulator, vollimplantierbar, mit wiederaufladbarem Akkumulator
		5-039.n2	Implantation eines Neurostimulators zur epiduralen Rückenmarkstimulation ohne Implantation einer Neurostimulationselektrode: Mehrkanalstimulator, vollimplantierbar, mit wiederaufladbarem Akkumulator
		5-059.cc	Implantation oder Wechsel eines Neurostimulators zur Stimulation des peripheren Nervensystems mit Implantation oder Wechsel einer Neurostimulationselektrode: Mehrkanalstimulator, vollimplantierbar, mit wiederaufladbarem Akkumulator
		5-059.cd	Implantation oder Wechsel eines Neurostimulators zur Stimulation des peripheren Nervensystems mit Implantation oder Wechsel einer Neurostimulationselektrode: Mehrkanalstimulator, vollimplantierbar, mit elektromagnetischer Energieübertragung, induktiv

ZE	Bezeichnung	OPS Version 2022	
		OPS-Kode	OPS-Text
ZE2022-86	Andere Neurostimulatoren und Neuroprothesen	5-059.dc	Wechsel eines Neurostimulators zur Stimulation des peripheren Nervensystems ohne Wechsel einer Neurostimulationselektrode: Mehrkanalstimulator, vollimplantierbar, mit wiederaufladbarem Akkumulator
		5-059.dd	Wechsel eines Neurostimulators zur Stimulation des peripheren Nervensystems ohne Wechsel einer Neurostimulationselektrode: Mehrkanalstimulator, vollimplantierbar, mit elektromagnetischer Energieübertragung, induktiv
		5-059.g3	Implantation eines Neurostimulators zur Stimulation des peripheren Nervensystems ohne Implantation einer Neurostimulationselektrode: Mehrkanalstimulator, vollimplantierbar, mit wiederaufladbarem Akkumulator
		5-059.g4	Implantation eines Neurostimulators zur Stimulation des peripheren Nervensystems ohne Implantation einer Neurostimulationselektrode: Mehrkanalstimulator, vollimplantierbar, mit elektromagnetischer Energieübertragung, induktiv
		5-029.4	Implantation oder Wechsel eines Neurostimulators zur Hirnstimulation mit Implantation oder Wechsel einer Neurostimulationselektrode: Einkanalstimulator, vollimplantierbar, nicht wiederaufladbar
		5-039.g	Wechsel eines Neurostimulators zur Hirnstimulation ohne Wechsel einer Neurostimulationselektrode: Einkanalstimulator, vollimplantierbar, nicht wiederaufladbar
		5-039.h	Implantation eines Neurostimulators zur Hirnstimulation ohne Implantation einer Neurostimulationselektrode: Einkanalstimulator, vollimplantierbar, nicht wiederaufladbar
		5-039.p	Andere Operationen an Rückenmark und Rückenmarkstrukturen: Implantation eines Neurostimulators zur Vorderwurzelstimulation ohne Implantation einer subduralen Elektrode
		5-059.5*	Andere Operationen an Nerven und Ganglien: Implantation einer peripheren Neuroprothese
		5-059.c4	Implantation oder Wechsel eines Neurostimulators zur Stimulation des peripheren Nervensystems mit Implantation oder Wechsel einer Neurostimulationselektrode: Kardiales Vagusnervstimulationssystem

ZE	Bezeichnung	OPS Version 2022	
		OPS-Kode	OPS-Text
		5-059.c6	Implantation oder Wechsel eines Neurostimulators zur Stimulation des peripheren Nervensystems mit Implantation oder Wechsel einer Neurostimulationselektrode: System zu Barorezeptoraktivierung
		5-059.cb	Implantation oder Wechsel eines Neurostimulators zur Stimulation des peripheren Nervensystems mit Implantation oder Wechsel einer Neurostimulationselektrode: System zur Phrenikusnerv-Stimulation
		5-059.d4	Wechsel eines Neurostimulators zur Stimulation des peripheren Nervensystems ohne Wechsel einer Neurostimulationselektrode: Kardiales Vagusnervstimulationssystem
		5-059.d6	Wechsel eines Neurostimulators zur Stimulation des peripheren Nervensystems ohne Wechsel einer Neurostimulationselektrode: System zur Barorezeptoraktivierung
		5-059.db	Wechsel eines Neurostimulators zur Stimulation des peripheren Nervensystems ohne Wechsel einer Neurostimulationselektrode: System zur Phrenikusnerv-Stimulation
ZE2022-118	Neurostimulatoren zur Hirnstimulation, Einkanalstimulator	5-028.90	Implantation oder Wechsel eines Neurostimulators zur Hirnstimulation mit Implantation oder Wechsel einer Neurostimulationselektrode: Einkanalstimulator, vollimplantierbar, nicht wiederaufladbar
		5-028.a0	Wechsel eines Neurostimulators zur Hirnstimulation ohne Wechsel einer Neurostimulationselektrode: Einkanalstimulator, vollimplantierbar, nicht wiederaufladbar
		5-028.c0	Implantation eines Neurostimulators zur Hirnstimulation ohne Implantation einer Neurostimulationselektrode: Einkanalstimulator, vollimplantierbar, nicht wiederaufladbar
ZE2022-187	Neurostimulatoren zur Hypoglossusnerv-Stimulation	5-059.c7	Andere Operationen an Nerven und Ganglien: Implantation oder Wechsel eines Neurostimulators zur Stimulation des peripheren Nervensystems mit Implantation oder Wechsel einer Neurostimulationselektrode: System zur Hypoglossusnerv-Stimulation
		5-059.d7	Andere Operationen an Nerven und Ganglien: Wechsel eines Neurostimulators zur Stimulation des peripheren Nervensystems ohne Wechsel einer Neurostimulationselektrode: System zur Hypoglossusnerv-Stimulation

Tab. 33: Liste der unbewerteten Zusatzentgelte Neuromodulation 2022

15.2.4.2 Bewertete ZEs

Für eine vollständige Übersicht enthält die Tabelle auch Kodes, die in die ZES gemappt werden, aber nicht Teil dieses Kodierleitfadens sind.

ZE	Bezeichnung	OPS Version 2022		Betrag
		OPS-Kode	OPS-Text	
ZE09	Vollimplantierbare Medikamentenpumpe mit programmierbarem variablen Tagesprofil	5-028.11	Funktionelle Eingriffe an Schädel, Gehirn und Hirnhäuten: Implantation oder Wechsel einer Medikamentenpumpe zur intraventrikulären Infusion: Vollimplantierbare Medikamentenpumpe mit programmierbarem variablen Tagesprofil	9.420,60 €
		5-038.41	Operationen am spinalen Liquorsystem: Implantation oder Wechsel einer Medikamentenpumpe zur intrathekalen und/oder epiduralen Infusion: Vollimplantierbare Medikamentenpumpe mit programmierbarem variablen Tagesprofil	
ZES6	Vollimplantierbare Medikamentenpumpe mit konstanter Flussrate	5-028.10	Funktionelle Eingriffe an Schädel, Gehirn und Hirnhäuten: Implantation oder Wechsel einer Medikamentenpumpe zur intraventrikulären Infusion: Vollimplantierbare Medikamentenpumpe mit konstanter Flussrate	3.488,13 €
		5-038.40	Operationen am spinalen Liquorsystem: Implantation oder Wechsel einer Medikamentenpumpe zur intrathekalen und/oder epiduralen Infusion: Vollimplantierbare Medikamentenpumpe mit konstanter Flussrate	
ZE138	Neurostimulatoren zur Rückenmarkstimulation oder zur Stimulation des peripheren Nervensystems, Einkanalstimulator, mit Sondenimplantation	5-039.e0	Implantation oder Wechsel eines Neurostimulators zur epiduralen Rückenmarkstimulation mit Implantation oder Wechsel einer Neurostimulationselektrode: Einkanalstimulator, vollimplantierbar, nicht wiederaufladbar	7.085,57 €
		5-039.k0	Implantation oder Wechsel eines Neurostimulators zur Stimulation von Spinalganglien mit Implantation oder Wechsel einer Neurostimulationselektrode: Einkanalstimulator, vollimplantierbar, nicht wiederaufladbar	
		5-059.c0	Implantation oder Wechsel eines Neurostimulators zur Stimulation des peripheren Nervensystems mit Implantation oder Wechsel einer Neurostimulationselektrode: Einkanalstimulator, vollimplantierbar, nicht wiederaufladbar	

ZE	Bezeichnung	OPS Version 2022		Betrag
		OPS-Kode	OPS-Text	
ZE139	Neurostimulatoren zur Rückenmarkstimulation oder zur Stimulation des peripheren Nervensystems, Einkanalstimulator, ohne Sondenimplantation	5-039.f0	Wechsel eines Neurostimulators zur epiduralen Rückenmarkstimulation ohne Wechsel einer Neurostimulationselektrode: Einkanalstimulator, vollimplantierbar, nicht wiederaufladbar	5.365,43 €
		5-039.m0	Wechsel eines Neurostimulators zur Stimulation von Spinalganglien ohne Wechsel einer Neurostimulationselektrode: Einkanalstimulator, vollimplantierbar, nicht wiederaufladbar	
		5-039.n0	Implantation eines Neurostimulators zur epiduralen Rückenmarkstimulation ohne Implantation einer Neurostimulationselektrode: Einkanalstimulator, vollimplantierbar, nicht wiederaufladbar	
		5-039.q0	Implantation eines Neurostimulators zur Stimulation von Spinalganglien ohne Implantation einer Neurostimulationselektrode: Einkanalstimulator, vollimplantierbar, nicht wiederaufladbar	
		5-059.d0	Wechsel eines Neurostimulators zur Stimulation des peripheren Nervensystems ohne Wechsel einer Neurostimulationselektrode: Einkanalstimulator, vollimplantierbar, nicht wiederaufladbar	
		5-059.g0	Implantation eines Neurostimulators zur Stimulation des peripheren Nervensystems ohne Implantation einer Neurostimulationselektrode: Einkanalstimulator, vollimplantierbar, nicht wiederaufladbar	
ZE140	Neurostimulatoren zur Rückenmarkstimulation oder zur Stimulation des peripheren Nervensystems, Mehrkanalstimulator, nicht wiederaufladbar, mit Sondenimplantation	5-039.e1	Implantation oder Wechsel eines Neurostimulators zur epiduralen Rückenmarkstimulation mit Implantation oder Wechsel einer Neurostimulationselektrode: Mehrkanalstimulator, vollimplantierbar, nicht wiederaufladbar	11.364,97 €
		5-039.k1	Implantation oder Wechsel eines Neurostimulators zur Stimulation von Spinalganglien mit Implantation oder Wechsel einer Neurostimulationselektrode: Mehrkanalstimulator, vollimplantierbar, nicht wiederaufladbar	
		5-059.c1	Implantation oder Wechsel eines Neurostimulators zur Stimulation des peripheren Nervensystems mit Implantation oder Wechsel einer Neurostimulationselektrode: Mehrkanalstimulator, vollimplantierbar, nicht wiederaufladbar	

ZE	Bezeichnung	OPS Version 2022		Betrag
		OPS-Kode	OPS-Text	
ZE141	Neurostimulatoren zur Rückenmarkstimulation oder zur Stimulation des peripheren Nervensystems, Mehrkanalstimulator, nicht wiederaufladbar, ohne Sondenimplantation	5-039.f1	Wechsel eines Neurostimulators zur epiduralen Rückenmarkstimulation ohne Wechsel einer Neurostimulationselektrode: Mehrkanalstimulator, vollimplantierbar, nicht wiederaufladbar	9.932,26 €
		5-039.m1	Wechsel eines Neurostimulators zur Stimulation von Spinalganglien ohne Wechsel einer Neurostimulationselektrode: Mehrkanalstimulator, vollimplantierbar, nicht wiederaufladbar	
		5-039.n1	Implantation eines Neurostimulators zur epiduralen Rückenmarkstimulation ohne Implantation einer Neurostimulationselektrode: Mehrkanalstimulator, vollimplantierbar, nicht wiederaufladbar	
		5-039.q1	Implantation eines Neurostimulators zur Stimulation von Spinalganglien ohne Implantation einer Neurostimulationselektrode: Mehrkanalstimulator, vollimplantierbar, nicht wiederaufladbar	
		5-059.d1	Wechsel eines Neurostimulators zur Stimulation des peripheren Nervensystems ohne Wechsel einer Neurostimulationselektrode: Mehrkanalstimulator, vollimplantierbar, nicht wiederaufladbar	
		5-059.g1	Implantation eines Neurostimulators zur Stimulation des peripheren Nervensystems ohne Implantation einer Neurostimulationselektrode: Mehrkanalstimulator, vollimplantierbar, nicht wiederaufladbar	
ZE158	Vagusnervstimulationssysteme, mit Sondenimplantation	5-059.c8	Implantation oder Wechsel eines Neurostimulators zur Stimulation des peripheren Nervensystems mit Implantation oder Wechsel einer Neurostimulationselektrode: Vagusnervstimulationssystem	11.126,56 €
ZE159	Vagusnervstimulationssysteme, ohne Sondenimplantation	5-059.d8	Wechsel eines Neurostimulators zur Stimulation des peripheren Nervensystems ohne Wechsel einer Neurostimulationselektrode: Vagusnervstimulationssystem	8.935,16 €

Tab. 34: Liste der bewerteten Zusatzentgelte Neuromodulation 2022

15.3 Neue Untersuchungs- und Behandlungsmethoden (NUB)

Mit NUB-Entgelten werden Kosten für neue/innovative Untersuchungs- und Behandlungsmethoden oder Leistungen vergütet, die durch Fallpauschalen und Zusatzentgelte nicht ausreichend gedeckt sind.

Krankenhäuser können NUB-Anträge jeweils bis zum 31. Oktober für das folgende Kalenderjahr stellen. Die Antragstellung erfolgt elektronisch über das InEK-Datenportal. Das InEK bewertet die Anträge in der Regel bis Jahresende und veröffentlicht das Ergebnis dann im Januar für das beantragte Jahr. Dabei werden folgende Status vergeben:

Status 1: NUB-Kriterien erfüllt, die Vereinbarung eines krankenhausindividuellen NUB-Entgelts ist zulässig.

→ Eine NUB-Budgetverhandlung mit den Kostenträgern ist möglich. Der MDS erstellt für alle Methoden mit Staus 1 ein internes Gutachten, das in den Budgetverhandlungen herangezogen wird.

Status 2: NUB-Kriterien nicht erfüllt, die Vereinbarung eines krankenhausindividuellen NUB-Entgelts ist nicht zulässig. Dabei wird den Antragstellern nur das Ergebnis mitgeteilt, nicht jedoch die genauen Entscheidungsgründe.

→ Eine NUB-Budgetverhandlung mit den Kostenträgern ist ausgeschlossen.

Status 3: Der Antrag konnte nicht fristgerecht bearbeitet werden. Die Vereinbarung eines krankenhausindividuellen NUB-Entgelts ist nicht möglich.

→ Eine NUB-Budgetverhandlung mit den Kostenträgern ist nicht möglich, der Status wurde jedoch zuletzt nicht mehr vergeben.

Status 4: Die beantragte Methode wurde im Antrag für eine Bewertung nicht ausreichend dargestellt. In begründeten Einzelfällen können jedoch krankenhausindividuelle NUB-Entgelte vereinbart werden.

→ Eine NUB-Budgetverhandlung mit den Kostenträgern ist theoretisch möglich, in der Umsetzung jedoch praktisch nicht durchführbar.

Hinweis

Für neuere Untersuchungs- und Behandlungsmethoden mit Medizinprodukten hoher Risikoklasse, somit auch für implantierbare Neurostimulatoren, existiert seit 2016 parallel zum NUB-Verfahren beim InEK ein Bewertungsverfahren durch den G-BA (§ 137 h SGB V).

Dieses gilt für erstmalig gestellte Anträge bei Methoden, die u. a. ein neues theoretisch-wissenschaftliches Konzept aufweisen. Schrittinnovationen und Methoden mit existierendem spezifischem OPS-Kode (vor dem 23. Juli 2015) fallen nicht in den Geltungsbereich des § 137 h SGB V.

Eine negative Bewertung (Produkt ist schädlich/unwirksam) führt zu einem Ausschluss der Methode aus den Leistungskatalogen der GKV. Da der Antrag im Einvernehmen mit dem Hersteller gestellt werden muss, empfehlen wir beantragenden Häusern, sich bei neuen NUB-Anträgen eng mit den jeweiligen Herstellern eines Systems und den Fachgesellschaften abzustimmen oder anderenfalls eher auf die Antragstellung zu verzichten.

15.3.1 Neuromodulationsverfahren mit NUB Status 1

Die Bewertung der einzelnen angefragten neuen Untersuchungs- und Behandlungsmethoden wurde vom InEK am 28.1.2022 veröffentlicht. Hier aufgeführt sind Verfahren mit NUB-Status 1 aus 2021 für 2022 (Angefragte Methoden/Leistungen, welche die Kriterien der NUB-Vereinbarung der Vertragsparteien erfüllen) in der Neuromodulation, die 2022 nicht in die oben genannten Fallpauschalen und Zusatzentgelte übernommen wurden.

15.3.1.1 Extrakorporales Neurostimulationssystem für das periphere Nervensystem (NUB 129)

Zur Kodierung des Systems kann der Kode

OPS-Ziffer	Text
8-631.5	Anlegen oder Wechsel eines extrakorporalen Neurostimulators

in Verbindung mit

OPS-Ziffer	Text
5-059.88	Implantation oder Wechsel einer Elektrode zur Stimulation mit einem extrakorporalen Neurostimulator, perkutan

genutzt werden.

Der NUB-Antrag wurde nicht erstmals für 2022 gestellt und unterliegt somit nicht dem G-BA Verfahren.

Hinweis

→ In der Kalkulation sind die Kosten für den extrakorporalen Impulsgenerator zu berücksichtigen, sofern diese dem Krankenhaus entstehen.

Die Abrechnung kann über folgende Entgeltschlüssel erfolgen:[15]

---

[15] Stand 30.9.2020.

Entgelt-schlüssel	Untergruppe	Bezeichnung	Bundesland	Status	gültig ab	gültig bis
76198813	NUB nach § 6 Abs. 2 KHEntgG Zusatzentgelte Bundesweit	Extrakorporales Neurostimulationssystem für das periphere Nervensystem	bundesweit	vereinbart	01.01.2018	31.12.9999
76198884	NUB nach § 6 Abs. 2 KHEntgG Zusatzentgelte Bundesweit	Extrakorporales Neurostimulationssystem für das periphere Nervensystem, je Fall	bundesweit	vereinbart	01.01.2018	31.12.9999
76199296	NUB nach § 6 Abs. 2 KHEntgG Zusatzentgelte Bundesweit	Extrakorporales Neurostimulationssystem für das periphere Nervensystem; OPS 5-059.88 in Verbindung mit OPS 8-631.5	bundesweit	vereinbart	01.01.2020	31.12.9999

Tab. 35: Entgeltschlüssel NUB Extrakorporales Neurostimulationssystem für PNS

15.3.1.2 Einkanal-Neurostimulator zur sakralen Neuromodulation, wiederaufladbar (NUB 264)

Durch die für 2021 erfolgte Ergänzung von Prozedurenkodes im Bereich der Neurostimulatoren zur Stimulation des peripheren Nervensystems können zur Kodierung des Systems nunmehr die Kodes

OPS-Ziffer	Text
5-059.ce	Implantation oder Wechsel eines Neurostimulators zur Stimulation des peripheren Nervensystems mit Implantation oder Wechsel einer Neurostimulationselektrode: Einkanalstimulator, vollimplantierbar, mit wiederaufladbarem Akkumulator
5-059.de	Wechsel eines Neurostimulators zur Stimulation des peripheren Nervensystems ohne Wechsel einer Neurostimulationselektrode: Einkanalstimulator, vollimplantierbar, mit wiederaufladbarem Akkumulator
5-059.g5	Implantation eines Neurostimulators zur Stimulation des peripheren Nervensystems ohne Implantation einer Neurostimulationselektrode: Einkanalstimulator, vollimplantierbar, mit wiederaufladbarem Akkumulator

ggf. in Verbindung mit

OPS-Ziffer	Text
5-059.82	Implantation oder Wechsel einer permanenten Neurostimulationselektrode zur Stimulation des peripheren Nervensystems
5-059.83	Implantation oder Wechsel mehrerer permanenter Neurostimulationselektroden zur Stimulation des peripheren Nervensystems

genutzt werden.

Der NUB-Antrag wurde nicht erstmals für 2022 gestellt und unterliegt somit nicht dem G-BA Verfahren, zudem hat der G-BA in der Sitzung vom 16.4.2020 beschlossen, dass die Methode nicht dem Verfahren nach § 137 h SGB V unterliegt.

Status 1 gilt nur wenn ZE2022-61 oder ZE2022-86 nicht geltend gemacht werden können, was bei den oben genannten Kodes der Fall ist. Andernfalls ist der Status 2 zugewiesen.

Hinweis

→ In der Kalkulation sind die im Vergleich zur DRG des Falles plausiblen Mehrkosten zu berücksichtigen sowie die ggf. durch bewertete Zusatzentgelte vergüteten Leistungen. In Anlehnung an die bei unbewerteten Zusatzentgelten möglich Entgeltvereinbarung in verschiedene Entgeltstufen, sollte dieser NUB entsprechend der anfallenden zusätzlichen Kosten ebenfalls untergliedert werden

1. De-novo-Implantation Neurostimulator mit Elektrode(n) (zu kalkulierende Kosten würden beinhalten: OP-Zeit, Neurostimulator, Elektroden, zus. Material, Patientenutensilien (Ladegerät, Fernbedienung)

2. De-novo-Implantation Neurostimulator ohne Elektrode (zu kalkulierende Kosten würden beinhalten: OP-Zeit, Neurostimulator, zus. Material, Patientenutensilien)

3. Wechsel Neurostimulator ohne Elektrode (zu kalkulierende Kosten würden beinhalten: OP-Zeit, Neurostimulator, zus. Material)

Die Abrechnung kann über folgenden Entgeltschlüssel erfolgen,[16] dieser sollte jedoch nach Kosten um gestaffelte Schlüssel ergänzt werden:

Entgelt-schlüssel	Untergruppe	Bezeichnung	Bundesland	Status	gültig ab	gültig bis
76199257	NUB nach § 6 Abs. 2 KHEntgG Zusatzentgelte Bundesweit	Einkanal-Neurostimulator zur sakralen Neuromodulation, wiederaufladbar	Bundesweit	vereinbart	01.01.2020	31.12.9999
76199388	NUB nach § 6 Abs. 2 KHEntgG Zusatzentgelte Bundesweit	Einkanal-Neurostimulator zur sakralen Neuromodulation, wiederaufladbar, Implantation nach Tined Lead Test	Bundesweit	vereinbart	01.01.2020	31.12.9999

Tab. 36: Entgeltschlüssel NUB Einkanal-Neurostimulator sakralen PNS, aufladbar

15.3.1.3 Mikrostimulationssystem zur epiduralen und peripheren Neuromodulation zur Behandlung von chronischen, neuropathischen Schmerzen (NUB 265)

Durch die für 2021 erfolgte Ergänzung von Prozedurenkodes im Bereich epiduralen Rückenmarkstimulation und der Neurostimulatoren zur Stimulation des peripheren Nervensystems können zur Kodierung des Systems nunmehr die Kodes

---

16 Stand 30.9.2020.

OPS-Ziffer	Text
5-039.e3	Implantation oder Wechsel eines Neurostimulators zur epiduralen Rückenmarkstimulation mit Implantation oder Wechsel einer Neurostimulationselektrode: Mehrkanalstimulator, vollimplantierbar, mit elektromagnetischer Energieübertragung, Mikrowellen Inkl. Neurostimulationselektrode, Empfangsantenne **Hinw.:** Die Anwendung der extrakorporalen Energieversorgung ist im Kode enthalten
5-059.cf	Implantation oder Wechsel eines Neurostimulators zur Stimulation des peripheren Nervensystems mit Implantation oder Wechsel einer Neurostimulationselektrode: Mehrkanalstimulator, vollimplantierbar, mit elektromagnetischer Energieübertragung, Mikrowellen Inkl. Neurostimulationselektrode, Empfangsantenne **Hinw.:** Die Anwendung der extrakorporalen Energieversorgung ist im Kode enthalten

genutzt werden.

Der NUB-Antrag wurde nicht erstmals für 2022 gestellt und unterliegt somit nicht dem G-BA Verfahren.

Status 1 gilt nur wenn kein Zusatzentgelt für Neurostimulatoren geltend gemacht werden kann, was bei den oben genannten Kodes der Fall ist. Andernfalls ist der Status 2 zugewiesen.

15.3.2 Neuromodulationsverfahren mit NUB-Status 2 + 4

Diese Stimulationsverfahren sind zwar wie oben beschrieben nicht verhandelbar, wir möchten sie jedoch der Vollständigkeit halber und zur Absicherung der Krankenhäuser hier kurz erwähnen:

Lfd. Nr. 2021	Verfahren	Status 2022	137h SGB V Einschätzung	Bemerkung
405	Hypoglossusnerv-Stimulationssystem zur Behandlung des obstruktiven Schlafapnoe-Syndroms (OSAS)	2	nein	Wurde 2021 in unbewertetes ZE überführt
788	Nicht-wiederaufladbare Mehrkanal-Neurostimulationssysteme mit Ganzkörper-MRT-Zulassung zur epiduralen Rückenmarkstimulation	2	nein	Ist über die im Kapitel SCS aufgeführten Kodes kodier- und abrechenbar
764	Kardial gestützte Anfallserkennung mit automatischer Vagusnerv-Stimulation	2	nein	Ist über die im Kapitel VNS aufgeführten Zusatzkodes kodierbar
823	Therapieanpassung eines Hypoglossusnerv-Stimulationssystems bei OSAS	2	nein	Ist über die im Kapitel Hypoglossus-nerv-Stimulation auf-geführten Zusatzkodes kodierbar

Tab. 37: NUB Liste Status 2+4 Neuromodulation

15.4 Ambulantes Operieren: Vertragsärztliche Versorgung und § 115 b SGB V

Die Kassenärztliche Bundesvereinigung (KBV), der Spitzenverband der gesetzlichen Krankenversicherung (GKV) und die Deutsche Krankenhausgesellschaft (DKG) legen gemeinsam den Katalog für Operationen und stationsersetzende Eingriffe, die ambulant durchgeführt werden können, sowie die Vergütung für diese Leistung fest.

Vertragsärzte benötigen zum ambulanten Operieren eine Genehmigung ihrer jeweiligen Kassenärztlichen Vereinigung, Krankenhäuser sind für ambulantes Operieren nach § 115 b SGB V in den Leistungsbereichen zugelassen, die zu ihrem Behandlungsauftrag gehören, müssen aber die geplante Durchführung von ambulanten Operationen und stationsersetzenden Eingriffen anzeigen – eine Genehmigung ist nicht erforderlich.

Die Leistungen werden nach EBM (Einheitlicher Bewertungsmaßstab) Kapitel 31 vergütet. Krankenhäuser werden bei der Vergütung wie niedergelassene Fachärzte eingestuft. Narkosen und anästhesiologische Leistungen sind separat abrechenbar. Die Abrechnung erfolgt direkt mit dem jeweiligen Kostenträger.

Vertragsärzte können EBM-Leistungen abrechnen, die in Anhang 2 des EBM gelistet sind, für Krankenhäuser gilt der Katalog zum Ambulanten Operieren (AOP-Katalog) – beide sind nicht immer deckungsgleich.

Die in folgendem Abschnitt aufgeführten Kodes richten sich nach dem AOP-Katalog, Stand 1.1.2021. Die EBM-Daten dieses Abschnitts beziehen sich auf den Anhang 2 des EBM, Version 2021, gültig ab 1.1.2021.

15.5 Aus ambulant wird stationär

Sollte im Rahmen einer ambulanten Operation nach § 115b SGB V die stationäre Aufnahme erforderlich werden, so ist die ursprüngliche Diagnose des ambulanten Falls gleichzeitig die Hauptdiagnose des stationären Falls. Der Grund für die stationäre Aufnahme/die Komplikation wird zur Nebendiagnose, wenn die Voraussetzung hierfür erfüllt ist (→ MDK2).

15.6 AOP-Katalog + Katalog ambulant

Die folgende Tabelle bietet eine Übersicht der im Anhang 2 EBM gelisteten OPS-Kodes aus der Neuromodulation. Zudem sind auch die AOP-Kategorien aufgeführt, die angeben, ob die Prozeduren ambulant oder stationär oder in der Regel ambulant durchgeführt werden können. Sollte keine AOP-Kategorie angegeben sein, so ist die Prozedur im Rahmen des § 115b SGB V nicht abrechenbar.

OPS 2022	Bezeichnung OPS 2022	AOP-Kategorie: §115b SGB V?	Kategorie	ambulante Operation	belegärztliche Operation	Überwachungskomplex ambulant	Überwachungskomplex belegärztlich	Behandlungskomplex Überweisung nur ambulant	Behandlungskomplex Operateur nur ambulant	ambulante Anästhesie	belegärztliche Anästhesie
5-028.6	Funktionelle Eingriffe an Schädel, Gehirn und Hirnhäuten: Entfernung eines Neurostimulators zur Hirnstimulation oder einer Medikamentenpumpe zur intraventrikulären Infusion	nicht im AOP-Katalog	P1		36251		36504			31821	36821
5-038.20	Operationen am spinalen Liquorsystem: Implantation oder Wechsel eines Katheters zur intrathekalen und/oder epiduralen Infusion: Temporärer Katheter zur Testinfusion	ambulant oder stationär	P2	31252	36252	31504	36504	31669	31670	31822	36822
5-038.21	Operationen am spinalen Liquorsystem: Implantation oder Wechsel eines Katheters zur intrathekalen und/oder epiduralen Infusion: Permanenter Katheter zur Dauerinfusion	ambulant oder stationär	P2	31252	36252	31504	36504	31669	31670	31822	36822
5-038.40	Operationen am spinalen Liquorsystem: Implantation oder Wechsel einer Medikamentenpumpe zur intrathekalen und/oder epiduralen Infusion: Vollimplantierbare Medikamentenpumpe mit konstanter Flussrate	ambulant oder stationär	P2	31252	36252	31504	36504	31669	31670	31822	36822
5-038.41	Operationen am spinalen Liquorsystem: Implantation oder Wechsel einer Medikamentenpumpe zur intrathekalen und/oder epiduralen Infusion: Vollimplantierbare Medikamentenpumpe mit programmierbarem variablen Tagesprofil	ambulant oder stationär	P2	31252	36252	31504	36504	31669	31670	31822	36822
5-038.b	Operationen am spinalen Liquorsystem: Entfernung eines Katheters zur intrathekalen und/oder epiduralen Infusion	nicht im AOP-Katalog	P1	31251	36251	31504	36504	31669	31670	31821	36821

OPS 2022	Bezeichnung OPS 2022	AOP-Kategorie: §115b SGB V?	Kategorie	ambulante Operation	belegärztliche Operation	Überwachungskomplex ambulant	Überwachungskomplex belegärztlich	Behandlungskomplex Überweisung nur ambulant	Behandlungskomplex Operateur nur ambulant	ambulante Anästhesie	belegärztliche Anästhesie
5-038.d	Operationen am spinalen Liquorsystem: Entfernung einer Medikamentenpumpe zur intrathekalen und/oder epiduralen Infusion	i.d.R. ambulant	P1	31251	36251	31504	36504			31821	36821
5-039.32	Andere Operationen an Rückenmark und Rückenmarkstrukturen: Implantation oder Wechsel einer Neurostimulationselektrode zur Rückenmarkstimulation: Implantation einer temporären Elektrode zur epiduralen Teststimulation	ambulant oder stationär	P5	31255	36255			31673	31674	31825	36825
5-039.33	Andere Operationen an Rückenmark und Rückenmarkstrukturen: Implantation oder Wechsel einer Neurostimulationselektrode zur Rückenmarkstimulation: Implantation mehrerer temporärer Elektroden zur epiduralen Teststimulation	ambulant oder stationär	P6	31256	36256			31675	31676	31826	36826
5-039.34	Implantation oder Wechsel einer Neurostimulationselektrode zur Rückenmarkstimulation: Implantation oder Wechsel einer permanenten Elektrode zur epiduralen Dauerstimulation, perkutan	ambulant oder stationär	P5	31255	36255			31673	31674	31825	36825
5-039.35	Andere Operationen an Rückenmark und Rückenmarkstrukturen: Implantation oder Wechsel einer Neurostimulationselektrode zur Rückenmarkstimulation: Implantation oder Wechsel mehrerer permanenter Elektroden zur epiduralen Dauerstimulation, perkutan	ambulant oder stationär	P6	31256	36256			31675	31676	31826	36826

OPS 2022	Bezeichnung OPS 2022	AOP-Kategorie: §115b SGB V?	Kategorie	ambulante Operation	belegärztliche Operation	Überwachungskomplex ambulant	Überwachungskomplex belegärztlich	Behandlungskomplex Überweisung nur ambulant	Behandlungskomplex Operateur nur ambulant	ambulante Anästhesie	belegärztliche Anästhesie
5-039.36	Implantation oder Wechsel einer Neurostimulationselektrode zur Rückenmarkstimulation: Implantation oder Wechsel einer permanenten Elektrode (Plattenelektrode) zur epiduralen Dauerstimulation, offen chirurgisch	nicht im AOP-Katalog	P5	31255	36255			31673	31674	31825	36825
5-039.37	Implantation oder Wechsel einer Neurostimulationselektrode zur Rückenmarkstimulation: Implantation oder Wechsel mehrerer permanenter Elektroden (Plattenelektroden) zur epiduralen Dauerstimulation, offen chirurgisch	nicht im AOP-Katalog	P6	31256	36256			31675	31676	31826	36826
5-039.39	Implantation oder Wechsel einer Neurostimulationselektrode zur Rückenmarkstimulation: Implantation oder Wechsel einer permanenten Elektrode zur epiduralen Stimulation mit einem extrakorporalen Neurostimulator, perkutan	ambulant oder stationär	P5	31255	36255			31673	31674	31825	36825
5-039.8	Andere Operationen an Rückenmark und Rückenmarkstrukturen: Implantation oder Wechsel einer subduralen Elektrode zur Vorderwurzelstimulation	nicht im AOP-Katalog	P5	31255	36255			31673	31674	31825	36825
5-039.a2	Andere Operationen an Rückenmark und Rückenmarkstrukturen: Entfernung von Elektroden: Eine epidurale Stabelektrode	nicht im AOP-Katalog	P1	31251	36251	31504	36504	31669	31670	31821	36821

OPS 2022	Bezeichnung OPS 2022	AOP-Kategorie: §115b SGB V?	Kategorie	ambulante Operation	belegärztliche Operation	Überwachungskomplex ambulant	Überwachungskomplex belegärztlich	Behandlungskomplex Überweisung nur ambulant	Behandlungskomplex Operateur nur ambulant	ambulante Anästhesie	belegärztliche Anästhesie
5-039.a3	Andere Operationen an Rückenmark und Rückenmarkstrukturen: Entfernung von Elektroden: Mehrere epidurale Stabelektroden	nicht im AOP-Katalog	P2	31252	36252	31504	36504	31669	31670	31822	36822
5-039.a4	Andere Operationen an Rückenmark und Rückenmarkstrukturen: Entfernung von Elektroden: Eine epidurale Plattenelektrode	nicht im AOP-Katalog	P1	31251	36251	31504	36504	31669	31670	31821	36821
5-039.a5	Andere Operationen an Rückenmark und Rückenmarkstrukturen: Entfernung von Elektroden: Mehrere epidurale Plattenelektroden	ambulant oder stationär	P2	31252	36252	31504	36504	31669	31670	31822	36822
5-039.a6	Andere Operationen an Rückenmark und Rückenmarkstrukturen: Entfernung von Elektroden: Eine subdurale Elektrode	nicht im AOP-Katalog	P1	31251	36251	31504	36504	31669	31670	31821	36821
5-039.a7	Andere Operationen an Rückenmark und Rückenmarkstrukturen: Entfernung von Elektroden: Mehrere subdurale Elektroden	nicht im AOP-Katalog	P3	31253	36253			31671	31672	31823	36823
5-039.a8	Andere Operationen an Rückenmark und Rückenmarkstrukturen: Entfernung von Elektroden: Spinalganglion, eine Elektrode	nicht im AOP-Katalog	P1	31251	36251	31504	36504	31669	31670	31821	36821
5-039.a9	Andere Operationen an Rückenmark und Rückenmarkstrukturen: Entfernung von Elektroden: Spinalganglion, mehrere Elektroden	nicht im AOP-Katalog	P1	31251	36251	31504	36504	31669	31670	31821	36821

OPS 2022	Bezeichnung OPS 2022	AOP-Kategorie: §115b SGB V?	Kategorie	ambulante Operation	belegärztliche Operation	überwachungskomplex ambulant	überwachungskomplex belegärztlich	behandlungskomplex Überweisung nur ambulant	Behandlungskomplex Operateur nur ambulant	ambulante Anästhesie	belegärztliche Anästhesie
5-039.c6	Andere Operationen an Rückenmark und Rückenmarkstrukturen: Revision von Elektroden: Spinalganglion, eine Elektrode	nicht im AOP-Katalog	P2	31252	36252	31504	36504	31669	31670	31822	36822
5-039.c7	Andere Operationen an Rückenmark und Rückenmarkstrukturen: Revision von Elektroden: Spinalganglion, mehrere Elektroden	nicht im AOP-Katalog	P3	31253	36253			31671	31672	31823	36823
5-039.d	Andere Operationen an Rückenmark und Rückenmarkstrukturen: Entfernung von Neurostimulatoren zur epiduralen Rückenmarkstimulation oder zur Vorderwurzelstimulation	i.d.R. ambulant	P4	31254	36254			31673	31674	31824	36824
5-039.e0	Implantation oder Wechsel eines Neurostimulators zur epiduralen Rückenmarkstimulation mit Implantation oder Wechsel einer Neurostimulationselektrode: Einkanalstimulator, vollimplantierbar, nicht wiederaufladbar	ambulant oder stationär	P5	31255	36255			31673	31674	31825	36825
5-039.e1	Implantation oder Wechsel eines Neurostimulators zur epiduralen Rückenmarkstimulation mit Implantation oder Wechsel einer Neurostimulationselektrode: Mehrkanalstimulator, vollimplantierbar, nicht wiederaufladbar	ambulant oder stationär	P6	31256	36256			31675	31676	31826	36826
5-039.e2	Implantation oder Wechsel eines Neurostimulators zur epiduralen Rückenmarkstimulation mit Implantation oder Wechsel einer Neurostimulationselektrode: Mehrkanalstimulator, vollimplantierbar, mit wiederaufladbarem Akkumulator	ambulant oder stationär	P6	31256	36256			31675	31676	31826	36826

OPS 2022	Bezeichnung OPS 2022	AOP-Kategorie: §115b SGB V?	Kategorie	ambulante Operation	belegärztliche Operation	Überwachungskomplex ambulant	Überwachungskomplex belegärztlich	Behandlungskomplex Überweisung nur ambulant	Behandlungskomplex Operateur nur ambulant	ambulante Anästhesie	belegärztliche Anästhesie
5-039.e3	Implantation oder Wechsel eines Neurostimulators zur epiduralen Rückenmarkstimulation mit Implantation oder Wechsel einer Neurostimulationselektrode: Mehrkanalstimulator, vollimplantierbar, mit elektromagnetischer Energieübertragung, Mikrowellen	nicht im AOP-Katalog	P6	31256	36256			31675	31676	31826	36826
5-039.l0	Wechsel eines Neurostimulators zur epiduralen Rückenmarkstimulation ohne Wechsel einer Neurostimulationselektrode: Einkanalstimulator, vollimplantierbar, nicht wiederaufladbar	i.d.R. ambulant	P2	31252	36252	31504	36504	31669	31670	31822	36822
5-039.f1	Wechsel eines Neurostimulators zur epiduralen Rückenmarkstimulation ohne Wechsel einer Neurostimulationselektrode: Mehrkanalstimulator, vollimplantierbar, nicht wiederaufladbar	i.d.R. ambulant	P2	31252	36252	31504	36504	31669	31670	31822	36822
5-039.f2	Wechsel eines Neurostimulators zur epiduralen Rückenmarkstimulation ohne Wechsel einer Neurostimulationselektrode: Mehrkanalstimulator, vollimplantierbar, mit wiederaufladbarem Akkumulator	i.d.R. ambulant	P2	31252	36252	31504	36504	31669	31670	31822	36822
5-039.g	Andere Operationen an Rückenmark und Rückenmarkstrukturen: Implantation oder Wechsel eines Neurostimulators zur Vorderwurzelstimulation mit Implantation oder Wechsel einer subduralen Elektrode	nicht im AOP-Katalog	P4	31254	36254			31673	31674	31824	36824

OPS 2022	Bezeichnung OPS 2022	AOP-Kategorie: §115b SGB V?	Kategorie	ambulante Operation	belegärztliche Operation	Überwachungskomplex ambulant	Überwachungskomplex belegärztlich	Behandlungskomplex Überweisung nur ambulant	Behandlungskomplex Operateur nur ambulant	ambulante Anästhesie	belegärztliche Anästhesie
5-039.h	Andere Operationen an Rückenmark und Rückenmarkstrukturen: Wechsel eines Neurostimulators zur Vorderwurzelstimulation ohne Wechsel einer subduralen Elektrode	nicht im AOP-Katalog	P2	31252	36252	31504	36504	31669	31670	31822	36822
5-039.j0	Andere Operationen an Rückenmark und Rückenmarkstrukturen: Implantation oder Wechsel von Neurostimulationselektroden zur Stimulation von Spinalganglien: Eine Elektrode zur Ganglienstimulation	nicht im AOP-Katalog	P2	31252	36252	31504	36504	31669	31670	31822	36822
5-039.j1	Andere Operationen an Rückenmark und Rückenmarkstrukturen: Implantation oder Wechsel von Neurostimulationselektroden zur Stimulation von Spinalganglien: Mehrere Elektroden zur Ganglienstimulation	nicht im AOP-Katalog	P3	31253	36253			31671	31672	31823	36823
5-039.k0	Implantation oder Wechsel eines Neurostimulators zur Stimulation von Spinalganglien mit Implantation oder Wechsel einer Neurostimulationselektrode: Einkanalstimulator, vollimplantierbar, nicht wiederaufladbar	nicht im AOP-Katalog	P1	31251	36251	31504	36504	31669	31670	31821	36821
5-039.k1	Implantation oder Wechsel eines Neurostimulators zur Stimulation von Spinalganglien mit Implantation oder Wechsel einer Neurostimulationselektrode: Mehrkanalstimulator, vollimplantierbar, nicht wiederaufladbar	nicht im AOP-Katalog	P1	31251	36251	31504	36504	31669	31670	31821	36821

OPS 2022	Bezeichnung OPS 2022	AOP-Kategorie: §115b SGB V?	Kategorie	ambulante Operation	belegärztliche Operation	Überwachungskomplex ambulant	Überwachungskomplex belegärztlich	Behandlungskomplex Überweisung nur ambulant	Behandlungskomplex Operateur nur ambulant	ambulante Anästhesie	belegärztliche Anästhesie
5-039.k2	Implantation oder Wechsel eines Neurostimulators zur Stimulation von Spinalganglien mit Implantation oder Wechsel einer Neurostimulationselektrode: Mehrkanalstimulator, vollimplantierbar, mit elektromagnetischer Energieübertragung, Mikrowellen	nicht im AOP-Katalog	P2	31252	36252	31504	36504	31669	31670	31822	36822
5-039.m0	Andere Operationen an Rückenmark und Rückenmarkstrukturen: Wechsel eines Neurostimulators zur Stimulation von Spinalganglien ohne Wechsel einer Neurostimulationselektrode: Einkanalstimulator, vollimplantierbar, nicht wiederaufladbar	nicht im AOP-Katalog	P1	31251	36251	31504	36504	31669	31670	31821	36821
5-039.m1	Andere Operationen an Rückenmark und Rückenmarkstrukturen: Wechsel eines Neurostimulators zur Stimulation von Spinalganglien ohne Wechsel einer Neurostimulationselektrode: Mehrkanalstimulator, vollimplantierbar, nicht wiederaufladbar	nicht im AOP-Katalog	P1	31251	36251	31504	36504	31669	31670	31821	36821
5-039.n0	Andere Operationen an Rückenmark und Rückenmarkstrukturen: Implantation eines Neurostimulators zur epiduralen Rückenmarkstimulation ohne Implantation einer Neurostimulationselektrode: Einkanalstimulator, vollimplantierbar, nicht wiederaufladbar	i.d.R. ambulant	P2	31252	36252	31504	36504	31669	31670	31822	36822

OPS 2022	Bezeichnung OPS 2022	AOP-Kategorie: §115b SGB V?	Kategorie	ambulante Operation	belegärztliche Operation	Überwachungskomplex ambulant	Überwachungskomplex belegärztlich	Behandlungskomplex Überweisung nur ambulant	Behandlungskomplex Operateur nur ambulant	ambulante Anästhesie	belegärztliche Anästhesie
5-039.n1	Andere Operationen an Rückenmark und Rückenmarkstrukturen: Implantation eines Neurostimulators zur epiduralen Rückenmarkstimulation ohne Implantation einer Neurostimulationselektrode: Mehrkanalstimulator, vollimplantierbar, nicht wiederaufladbar	i.d.R. ambulant	P2	31252	36252	31504	36504	31669	31670	31822	36822
5-039.n2	Implantation eines Neurostimulators zur epiduralen Rückenmarkstimulation ohne Implantation einer Neurostimulationselektrode: Mehrkanalstimulator, vollimplantierbar, mit wiederaufladbarem Akkumulator	i.d.R. ambulant	P2	31252	36252	31504	36504	31669	31670	31822	36822
5-039.p	Andere Operationen an Rückenmark und Rückenmarkstrukturen: Implantation eines Neurostimulators zur Vorderwurzelstimulation ohne Implantation einer subduralen Elektrode	nicht im AOP-katalog	P2	31252	36252	31504	36504	31669	31670	31822	36822
5-039.q0	Andere Operationen an Rückenmark und Rückenmarkstrukturen: Implantation eines Neurostimulators zur Stimulation von Spinalganglien ohne Implantation einer Neurostimulationselektrode: Einkanalstimulator, vollimplantierbar, nicht wiederaufladbar	nicht im AOP-katalog	P2	31252	36252	31504	36504	31669	31670	31822	36822

OPS 2022	Bezeichnung OPS 2022	AOP-Kategorie: §115b SGB V?	Kategorie	ambulante Operation	belegärztliche Operation	Überwachungskomplex ambulant	Überwachungskomplex belegärztlich	Behandlungskomplex Überweisung nur ambulant	Behandlungskomplex Operateur nur ambulant	ambulante Anästhesie	belegärztliche Anästhesie
5-039.q1	Andere Operationen an Rückenmark und Rückenmarkstrukturen: Implantation eines Neurostimulators zur Stimulation von Spinalganglien ohne Implantation einer Neurostimulationselektrode; Mehrkanalstimulator, vollimplantierbar, nicht wiederaufladbar	nicht im AOP-Katalog	P2	31252	36252	31504	36504	31669	31670	31822	36822
5-039.r	Andere Operationen an Rückenmark und Rückenmarkstrukturen: Entfernung eines Neurostimulators zur Spinalganglienstimulation	nicht im AOP-Katalog	P1	31251	36251	31504	36504	31669	31670	31821	36821

Tab. 38: Übersicht ambulante Abrechnung EBM und AOP

Wichtig

Nach BGS-Rechtsprechung ist ein Krankenhaus dazu verpflichtet, bei Leistungen, die ambulant oder stationär durchgeführt werden können, den Grund der stationären Aufnahme gegenüber der Krankenkasse anzugeben. Darüber hinaus kann auch bei i. d. R. ambulant durchführbaren Leistungen je nach Patientensituation die stationäre Erbringung der Leistungen gerechtfertigt sein. Hierfür haben sich die Vertragsparteien auf den G-AEP-Kriterienkatalog geeinigt.

15.7 Wirtschaftlichkeit

Grundsätzlich gilt für Krankenhausbehandlung und Vergütung das Wirtschaftlichkeitsgebot nach § 12 Abs. 1 Satz 1 SGB V. Krankenhausleistungen müssen ausreichend, zweckmäßig und wirtschaftlich sein und dürfen das Maß des Notwendigen nicht überschreiten. Krankenkassen dürfen sie sonst nicht finanzieren. Nach BSG-Rechtsprechung haben Krankenhäuser nur Anspruch auf die Vergütung einer fiktiven wirtschaftlichen Behandlungsleistung, wenn nicht entsprechend § 12 Abs. 1 Satz 2 SGB V behandelt wurde.

Krankenhäuser obliegt hier die Ex-ante-Prüfung, ob die Behandlung nicht auch teilstationär, vor- und/oder nachstationär oder ambulant erfolgen kann, ob beispielsweise eine Beurlaubung einer Entlassung vorzuziehen ist bzw. wann eine abgeschlossene Behandlung vorliegt. Gerade die Prüfung der letzten Punkte ist bei der Durchführung einer Operation in zwei Schritten (Elektrode, gefolgt von Neurostimulator) zunehmend wichtig. Das BSG hat mehrfach geurteilt, dass eine Entlassung als Beurlaubung gewertet werden kann, wenn die Behandlung nicht abgeschlossen war. Diese Urteile können jedoch nicht verallgemeinert werden. Jedenfalls ist immer zu prüfen, ob die entsprechenden Behandlungswege die Möglichkeit eines wirtschaftlichen Alternativverhaltens aufzeigen.

> **Zitat:** *Der Nachweis der Wirtschaftlichkeit erfordert, dass bei Existenz verschiedener gleich zweckmäßiger und notwendiger Behandlungsmöglichkeiten die Kosten für den gleichen zu erwartenden Erfolg geringer oder zumindest nicht höher sind.*

BSG, Urteil vom 19.11.2019, Az. B 1 KR 6/19 R

Neben der Prüfung der Notwendigkeit der stationären Aufnahme (primäre Fehlbelegung) sind also auch die oben beschriebenen ambulanten Behandlungsmöglichkeiten sowie die Möglichkeit der nachstationären Versorgung zu prüfen. Zu beachten ist, dass eine ambulante Behandlung nicht notwendigerweise wirtschaftlicher ist. Besonders bei Methoden mit einem hohen Sachkostenanteil haben Krankenhäuser die Möglichkeit, durch höhere Volumina Nachlässe zu erreichen und an die Krankenlasse weiterzugeben, die bei Sachkostenabrechnung in der ambulanten Versorgung ggf. nicht möglich sind.

15.8 Fallzusammenführung

Bei Abrechnung einer zweizeitigen Prozedur in zwei Fällen (beispielsweise 1. Fall Elektrodenimplantation, gefolgt von einer häuslichen Testphase und 2. Fall Implantation des Neurostimulators) stellt sich die Frage, inwieweit es hier zu einer Fallzusammenführung kommen kann.

Rein abrechnungstechnisch setzt die Fallpauschalen-Vereinbarung (FPV) die Prüfkriterien fest, nach denen bei Wiederaufnahme eines Patienten / einer Patientin in dasselbe Krankenhaus beide stationäre Fälle zu einem zusammengeführt werden.

Hierbei sind die obere Grenzverweildauer (OGVD), Basis-DRG, 30-Tage-Regel, MDC, DRG-Partition, Ausnahmeregelungen sowie Komplikationen aus dem ersten Aufenthalt zu berücksichtigen.

Die wichtigsten Faktoren sollen hier kurz besprochen werden.

- Obere Grenzverweildauer

Erfolgt die Wiederaufnahme innerhalb der Oberen Grenzverweildauer des ersten Aufenthaltes und besitzen beide Fälle die gleiche Basis-DRG (wovon in der Neuromodulation auszugehen ist), so erfolgt eine Fallzusammenführung und Neueinstufung.

- 30-Tage-Regel

Erfolgt die Wiederaufnahme innerhalb von 30 Kalendertagen ab Aufnahme des 1. Aufenthaltes bei gleicher MDC und war der 1. Aufenthalt medizinisch (Partition M/A) und der Fall der Wiederaufnahme chirurgisch (Partition O), so erfolgt eine Fallzusammenführung und Neueinstufung. Da in der Neuromodulation beide Fälle chirurgisch sind, kommt die 30-Tage-Regel hier nicht zum Tragen.

Daneben hat das BSG mehrfach geurteilt, dass eine Entlassung eigentlich als Beurlaubung gewertet wird, wenn die Behandlung nicht abgeschlossen war. Dabei spielen die Regelungen des FPV keine Rolle.

Aus der Urteilsbegründung B 1 KR 29/16 R vom 28.3.2017:

Zitat: *Soweit die Behandlung kostengünstiger durch einen stationären Aufenthalt statt durch zwei stationäre Behandlungsepisoden [...] möglich ist und medizinische Gründe nicht entgegenstehen, hat das Krankenhaus seine Behandlungsplanung zwingend daran auszurichten.*

Wichtig
Für die Neuromodulation ist für den Fall einer Fallzusammenführung zu beachten, dass ggf. die OPS-Kodierung des Neurostimulators/der Medikamentenpumpe geändert werden muss.

Dies soll im folgenden Beispiel der Rückenmarkstimulation erläutert werden:

Beispiel

Eine Patientin mit chronischem Rücken-/Beinschmerz wird für eine Testung mit einem Neurostimulator stationär aufgenommen. Die Patientin ist mehrfach an der Wirbelsäule voroperiert und leidet an neuropathischem Rückenschmerz, mit Ausstrahlung in die Beine.

Der Patientin werden in einem ersten Aufenthalt zwei permanente Neurostimulationselektroden implantiert. Nach erfolgreicher Testphase erfolgt die Implantation des Neurostimulators in einem zweiten Aufenthalt.

1. Fall A

Hauptdiagnose	M54.5	Kreuzschmerz
Nebendiagnose	M96.1	Postlaminektomie-Syndrom, anderenorts nicht klassifiziert
Prozeduren	5-039.35	Implantation oder Wechsel mehrerer permanenter Elektroden zur epiduralen Dauerstimulation, perkutan
	5-934.4	Eine oder mehrere permanente Elektroden zur Neurostimulation, Ganzkörper-MRT-fähig
	5-032.00	Zugang zur LWS, dorsal, 1 Segment
aG-DRG	I19B	

2. Fall B

Hauptdiagnose	M54.5	Kreuzschmerz
Nebendiagnose	M96.1	Postlaminektomie-Syndrom, anderenorts nicht klassifiziert
Prozeduren	5-039.n2	Implantation oder Wechsel eines Neurostimulators zur epiduralen Rückenmarkstimulation OHNE Implantation einer Neurostimulationselektrode; Mehrkanalstimulator, vollimplantierbar, wiederaufladbar
	5-934.3	Neurostimulator, Ganzkörper-MRT-fähig
aG-DRG	I19A	
ZE	2022-61	

3. Fallzusammenführung

Hauptdiagnose	M54.5	Kreuzschmerz
Nebendiagnose	M96.1	Postlaminektomie-Syndrom, anderenorts nicht klassifiziert
Prozeduren	5-039.35	Implantation oder Wechsel mehrerer permanenter Elektroden zur epiduralen Dauerstimulation, perkutan
	5-934.4	Eine oder mehrere permanente Elektroden zur Neurostimulation, Ganzkörper-MRT-fähig
	5-039.e2	Implantation oder Wechsel eines Neurostimulators zur epiduralen Rückenmarkstimulation MIT Implantation einer Neurostimulationselektrode; Mehrkanalstimulator, vollimplantierbar, wiederaufladbar
	5-934.3	Neurostimulator, Ganzkörper-MRT-fähig
aG-DRG	I19A	
ZE	2022-61	

In der Zusammenführung wird aus der ‚Implantation ohne Elektrode' (_.n2) die Implantation mit Elektrode (_.e2). Dies entspricht zum einen den Hinweisen des OPS: *„Ein Kode aus diesem Bereich ist auch zu verwenden bei zweizeitiger Implantation einer Neurostimulationselektrode und eines Neurostimulators zur epiduralen Rückenmarkstimulation während desselben stationären Aufenthaltes."* (→ OPS 5-039.e_), den Vorgaben zur monokausalen Kodierung und Kombinationskodes der Kodierrichtlinien (→ DKR P003) sowie dem Sinn der Regelungen zur Fallzusammenführung in der Fallpauschalenvereinbarung (→ FPV 2021). Die gleichzeitige Kodierung eines Implantationskodes für Elektroden zusammen mit einem Implantationskode für einen Stimulator ohne Elektroden in einem Fall wäre auch inhaltlich nicht korrekt.

Tipp

Die Fallzusammenführung kann in diesem Fall Einfluss auf das erlöste Zusatzentgelt haben, wenn dieses gestaffelt vereinbart wurde.

16 Videosprechstunde im Rahmen der Neuromodulation

Wichtig

Corona-Update (Stand Januar 2022):

Sonderregelungen vorerst bis 31. März (Über eine erneute Verlängerung der Sonderregelungen wird abhängig von der Coronalage entschieden):

Ärztliche Versorgung:

Ärzte können während der Corona-Pandemie unbegrenzt Videosprechstunden anbieten und abrechnen: KBV und Krankenkassen haben die geltenden Beschränkungen für den Einsatz der Videosprechstunde aufgehoben. Damit sind Fallzahl und Leistungsmenge nicht begrenzt.

Auch wenn die Therapie mit Neuromodulationssystemen in weiten Teilen im stationären Sektor verläuft, kann gerade unter den Rahmenbedingungen der SARS-CoV-2-Pandemie bei Patientinnen und Patienten aus Risikogruppen die Videosprechstunde im KV-Sektor eine gute Unterstützung in der Versorgung sein.

Im Rahmen der Behandlung mit Neuromodulationssystemen können dabei beispielsweise anamnestische Erstgespräche zur Indikationsstellung geführt, die weitere Behandlung am Bildschirm erläutert, der Heilungsprozess der Operationswunde verfolgt, ein ambulantes Trial begleitet, oder der langfristige Therapieerfolg überprüft werden, ohne dass Patientinnen und Patienten in die Praxis oder Ambulanz kommen müssen. Neben Terminvergaben sind auch offene Online-Sprechstunden möglich.

- Ärztinnen und Ärzte können die Videosprechstunde flexibel in allen Fällen nutzen, in denen sie es für therapeutisch sinnvoll halten. Es gibt keine Einschränkung auf bestimmte Indikationen.
- Die Videosprechstunde ist auch dann möglich, wenn der Patient zuvor noch nicht bei der Ärztin oder dem Arzt in Behandlung war.
- Die Videosprechstunde können alle Arztgruppen einsetzen – ausgenommen sind nur Laborärzte, Nuklearmediziner, Pathologen und Radiologen

16.1 Generelles Vorgehen

Checkliste

- Auswahl einer zertifizierten Software für den Videodienst. Auf den Internetseiten der Kassenärztlichen Bundesvereinigung (KBV) kann hierfür eine aktuelle Liste https://www.kbv.de/media/sp/Liste_zertifizierte_Videodienstanbieter.pdf heruntergeladen werden
- Es wird ein Bildschirm mit Kamera, Mikrofon und Lautsprecher sowie eine Internetverbindung in der Praxis/Ambulanz und bei den Patientinnen und Patienten benötigt – weitere Software ist nicht erforderlich.[17]
- Anzeigen der Videosprechstunde bei der zuständigen KV. Im Normalfall kann im Anschluss unmittelbar begonnen werden.
- Patientinnen und Patienten erhalten entweder über die Praxis/Ambulanz oder den Videodienst einen freien Termin für die Videosprechstunde. Die kassenärztliche Bundesvereinigung stellt ein Informationsblatt für Patientinnen und

---

[17] Die technischen Anforderungen für die Praxis und den Videodienst – insbesondere zur technischen Sicherheit und zum Datenschutz – sind in der Anlage 31b zum Bundesmantelvertrag-Ärzte geregelt.

Patienten zur Verfügung. https://www.kbv.de/media/sp/Patienteninformation_Videosprechstunde.pdf
- Bei neuen Patientinnen und Patienten[18] erfolgt zunächst die Identitätsprüfung mittels Vorzeigens der Gesundheitskarte und mündlicher Bestätigung des Versicherungsschutzes.
- Die Einwilligung der Patientin oder des Patienten muss vor der ersten Videosprechstunde erklärt werden – je nach System über den Videodienst oder direkt über die Praxis.
- Es gelten dieselben Vorrausetzungen in Bezug auf Privatsphäre und Vertraulichkeit wie in regulären Sprechstunden.
- Praxen müssen ihrer KV in der Regel anzeigen, dass sie die Videosprechstunde anbieten und dafür einen zertifizierten Videodienstanbieter nutzen. Sie erhalten dafür von ihrem Anbieter nach der Registrierung eine entsprechende Bescheinigung.

16.2 Abrechenbare Positionen

Tipp

Seit 1. Oktober 2019 wird die Möglichkeit der Videosprechstunde für zwei Jahre mit einer Anschubfinanzierung unterstützt: Über die EBM-Ziffer 01451 werden bis zu 50 Online-Visiten im Quartal mit ca. zehn Euro je Sprechstunde zusätzlich vergütet. Voraussetzung ist, dass mindestens 15 Videosprechstunden im Quartal durchführt werden.

Folgende Leistungen können unter anderem im Zusammenhang mit der Rückenmarkstimulation in einer Videosprechstunde durchgeführt und abgerechnet werden:

---

[18] Im jetzigen oder im Vorquartal noch nicht in der Praxis.

16.2.1 Allgemeine Positionen

Die jeweilige Grund- oder Versichertenpauschale, Pauschalen für die fachärztliche Grundversorgung (PFG-Zuschläge)

Wenn Patientinnen und Patienten im Quartal ausschließlich die Videosprechstunde nutzen, muss die Abrechnung zusätzlich mit der Pseudo-GOP 88220 kodiert werden. In diesem Fall wird ein fachgruppenspezifischer prozentualer Abschlag auf die jeweilige Pauschale/den jeweiligen Zuschlag vorgenommen.[19]

Gruppe 1: Abschlag 20 %	Gruppe 2: Abschlag 25 %	Gruppe 3: Abschlag 30 %
Neurologie/ Neurochirurgie Schmerztherapie	Orthopädie	Anästhesie

Tab. 39: Abschläge Videosprechstunde

16.2.2 Gesprächsleistungen

16220   Neurologisches Gespräch: Beratung, Erörterung, Abklärung (Einzelbehandlung)

Gesamt (Punkte)	90
Gesamt (Euro)	9,89

16.2.3 Videofallkonferenzen und Videofallbesprechungen

30706: Schmerztherapie (gemäß § 5 Abs. 3 der Qualitätssicherungsvereinbarung Schmerztherapie)

Gesamt (Punkte)	60
Gesamt (Euro)	6,59

---

[19] Im Rahmen der gesetzlichen Krankenversicherung (GKV) auf Basis der Gebührenordnungspositionen (GOP) des Einheitlichen Bewertungsmaßstabes (EBM) können nur Leistungen abgerechnet werden, für die eine Ermächtigung/Zulassung besteht.

16.2.4 Weitere Zuschläge

01444 Zuschlag für die Authentifizierung eines unbekannten Patienten (max. 1 × im Behandlungsfall berechnungsfähig zeitlich befristet bis 31.12.2022)

Gesamt (Punkte)	10
Gesamt (Euro)	1,10

01450 Technikzuschlag / Zuschlag Videosprechstunde (auf max. 1.899 Punkte gedeckelt)

Gesamt (Punkte)	40
Gesamt (Euro)	4,39

10470 Zusatzpauschale Ausstellen einer Erstverordnung einer digitalen Gesundheitsanwendung

Literaturverzeichnis

Bundesinstitut für Arzneimittel und Medizinprodukte (BfArM): *ICD-10-GM Version 2021. Systematisches Verzeichnis.*

Bundesinstitut für Arzneimittel und Medizinprodukte (BfArM): *OPS Version 2021. Systematisches Verzeichnis.*

Clark, J./Lang, N. (1992): Nursing's next advance: An internal classification for nursing practice. In: *International Nursing Review* 39(4), S. 109–111, 128.

Nick Christelis, MD, Brian Simpson, MD, Marc Russo, MD, Michael Stanton-Hicks, MD, Giancarlo Barolat, MD, Simon Thomson, MD, Stephan Schug, MD, Ralf Baron, MD, Eric Buchser, MD, Daniel B Carr, MD, Timothy R Deer, MD, Ivano Dones, MD, Sam Eldabe, MD, Rollin Gallagher, MD, Frank Huygen, MD, David Kloth, MD, Robert Levy, MD, Richard North, MD, Christophe Perruchoud, MD, Erika Petersen, MD, Philippe Rigoard, MD, Konstantin Slavin, MD, Dennis Turk, PhD, Todd Wetzel, MD, John Loeser, MD, Persistent Spinal Pain Syndrome (2021): A Proposal for Failed Back Surgery Syndrome and ICD-11, Pain Medicine, Volume 22, Issue 4, April 2021, Pages 807–818, https://doi.org/10.1093/pm/pnab015.

FoKA (Fachausschusses für ordnungsgemäße Kodierung und Abrechnung der Deutschen Gesellschaft für Medizincontrolling): Empfehlungen Stand 21.12.2021. Online: https://foka.medizincontroller.de/index.php/Der_FoKA [abgerufen am 4.1.2022].

GKV-Spitzenverband: *Katalog ambulant durchführbarer Operationen und sonstiger stationsersetzender Eingriffe gemäß § 115b SGB V im Krankenhaus, nebst Anlagen.* Version 2022, gültig ab 1.1.2022.

GKV-Spitzenverband: Clavis-DB Entgeltverwaltung: Suchergebnis für stationär – KHEntgG, NUB nach § 6 (2) KHEntgG, NUB-Zusatzentgelt, Suchbegriff „Stimulation". Online: https://kh-entgeltschluessel.gkv-datenaustausch.de/suche.aspx [abgerufen am 4.1.2022]

InEK (Institut für das Entgeltsystem im Krankenhaus GmbH) (Hrsg.): *Deutsche Kodierrichtlinien – Allgemeine und Spezielle Kodierrichtlinien für die Verschlüsselung von Krankheiten und Prozeduren*. Version 2022.

InEK (Institut für das Entgeltsystem im Krankenhaus GmbH) (Hrsg.): *Informationen nach § 6 Abs. 2 KHEntgG für 2022: Neue Untersuchungs- und Behandlungsmethoden.*

InEK (Institut für das Entgeltsystem im Krankenhaus GmbH) (Hrsg.): *Aufstellung von NUB-Leistungen mit Status 1 in 2022, für die für 2022 keine Anfrage erforderlich ist.*

InEK (Institut für das Entgeltsystem im Krankenhaus GmbH) (Hrsg.): *G-DRG-Fallpauschalen-Katalog 2022 nebst Anlagen*

InEK (Institut für das Entgeltsystem im Krankenhaus GmbH) (Hrsg.): Kommentierte Migrationstabelle. Online: https://www.g-drg.de/aG-DRG-System_2022/Fallpauschalen-Katalog/Migrationstabelle [abgerufen am 4.1.2022]

KBV (Kassenärztliche Bundesvereinigung) (Hrsg.): *EBM – Einheitlicher Bewertungsmaßstab*, nebst Anhängen, gültig ab 1.1.2022.

KBV (Kassenärztliche Bundesvereinigung) (Hrsg.): *Videosprechstunde – telemedizinisch gestützte Betreuung von Patienten.* Online: https://www.kbv.de/html/videosprechstunde.php [abgerufen am 4.1.2022]

KBV (Kassenärztliche Bundesvereinigung) (Hrsg.): *Videosprechstundenübersicht zur Vergütung.* Online: https://www.kbv.de/html/videosprechstunde.php [abgerufen am 4.1.2022]

KBV (Kassenärztliche Bundesvereinigung) (Hrsg.): KBV PraxisInfo: Videosprechstundenübersicht zur Vergütung (pdf, Stand 1. Oktober 2021)

KBV (Kassenärztliche Bundesvereinigung) (Hrsg.): KBV PraxisInfo Coronavirus: CORONAVIRUS: HINWEISE ZUR VIDEOSPRECHSTUNDE. Januar 2022

MDK (Medizinischer Dienst der Krankenversicherung) (Hrsg.): SEG 4-Kodierempfehlungen 1–605607, Version 2021 mit 1 Ergänzung vom 13.09.2021

Vereinbarung zum Fallpauschalensystem für Krankenhäuser für das Jahr 2022. Online: https://www.aok.de/gp/verwaltung/drg-entgeltsystem/fallpauschalenvereinbarung-und-katalog [abgerufen am 4.1.2022]

Stichwortverzeichnis

A

AEB
  Aufstellung der Entgelte und Budgetermittlung 165
aG-DRG 143
aG-DRG-Liste 144
Aggregatwechsel 50
Alternativverhalten
  wirtschaftliches 193
ambulant 193
Ambulantes Operieren 181
Angina Pectoris 38
AOP-Katalog 10, 143, 181, 182
Arzneimittelgabe
  intrathekale 135
aufladbar 27

B

Barorezeptoraktivierung 121
Beckenstörung
  funktionelle 102
Behandlung
  abgeschlossene 193
Beurlaubung 193
Bewegungsstörungen 51
Bilateral 19
Blase
  überaktive 35, 102
Blaseninkontinenz 89

C

chirurgischer Zugang
  chirurgisch 29
Chronische Schmerzen 37, 101
Cluster-Kopfschmerz 39, 101
CRPS 39, 67, 101

D

Darmtrakt 102
DBS 51
Deafferenzierung 93
Depression 32, 51, 113
Depressive Störung 32
Diabetes mellitus 42
Diabetische Polyneuropathie 42
Diagnosen 31
DIMDI. *Siehe* Deutsches Institut für Medizinische Dokumentation und Information
DKR-Psych. *Siehe* Deutsche Kodierrichtlinien für die Psychiatrie und Psychosomatik
Dorsal Root Ganglion Stimulation 81
DRG-Mapping 63, 86
  Barorezeptoraktivierung 123
  DBS 63
  gepulste RF 98
  Hypoglossusnerv 128
  intrathekale Infusion 137
  Phrenikusnerv 133
  PNS 108
  SCS 74
  VNS 116
  Vorderwurzelstimulation 94
DRG-Stimulation 81
Dyskinesie 32
Dystonie 32, 51

E

EBM 9
  Anhang 2 181
  Einheitlicher Bewertungsmaßstab 181
  Katalog ambulant 182
Einheitlicher Bewertungsmaßstab 9
Einkanalstimulation 27
Einseitig 19
Einstellung 29
einzeitig 28
Elektroden 51
  Barorezeptoraktivierung 121
  DBS, funktionelle Chirurgie 53

DBS, Stereotaxie 51
DRG 81
Hypoglossusnerv 125
Phrenikusnerv 131
PNS 103
SCS 68
VNS 113
Vorderwurzelstimulation 89
Elektromagnetische Energieübertragung 20
Endoskopiesystem 30
Energieversorgung 26
   extrakorporale 26
Epidurale Rückenmarkstimulation 67
Epilepsie 33, 51, 113
   fokale 33
   sekundär generalisierende 33
Epilepsiediagnostik
   intraoperative 61
Ersteinstellung 29
Essentieller Tremor 47, 51
extrakorporal 26
Extremitätenschmerzen 45, 67, 101

F

Failed Back Surgery Syndrome 38, 67, 101
Fallpauschalen 63, 74, 94, 98, 108, 116, 123, 128, 133, 137, 143, 144
Fallpauschalenkatalog 163
Fallzusammenführung 194
FBSS 38, 67, 101
Funktionsdiagnostik 59

G

Gepulste RF periphere Nerven 98
Gesichtsschmerz 101

H

Harninkontinenz 34
Harntrakt 102
Harnverhalt
   nicht-obstruktiver 102

Hauptdiagnose 36, 44
Hemiparese 46
Hemiplegie 46
Herzinsuffizienz 33, 113
Hypertonie 121
   arterielle 31
   behandlungsrefraktäre 121
   essentielle 31, 121
   primäre 31, 121
Hypoglossusnerv-Stimulation 125

I

Impulsgenerator 26
induktiv 20
InEK. *Siehe* Institut für das Entgeltsystem im Krankenhaus
Infektion 49
Infusion
   epidurale 135
Inkontinenz 34, 67, 101
Ischämischer Schmerz 67, 101
Ischialgie 41

K

Katheter
   intrathekale Infusion 135
Knochenanker 53
Komplexes regionales Schmerzsyndrom 40, 67, 101
Komplikation 48
   mechanische 48
Kopfschmerz 39
Krankheiten nach medizinischen Maßnahmen 47
Kreuzschmerz 37, 41, 102

L

Lasertechnik 30
Läsion 40
Linksherzinsuffizienz 33
Lokalisation 44
Lumboischialgie 41

M

Medikamentenpumpe 29
 intrathekale Infusion 136
Mehrfachverletzung 30
Mehrkanalstimulation 27
Migräne 39, 102
Mikrochirurgische Technik 30
Minimalinvasive Technik 30
Monitoring
 intraoperativ 62
 neurologisch 61
 neurophysiologisch 62
MRT 74
Multifidusmuskelgruppe 102

N

nachstationär 193
Navigationssystem 30, 58
Nebendiagnose 36, 44
Nervenläsion 67, 101
Nervenläsionen 40
Nervenwurzel 101
Neue Untersuchungs- und Behandlungsmethoden 143
Neuralgie 41, 45, 67, 101
Neuritis 45
Neurostimulator 82
 Barorezeptoraktivierung 122
 DRG 82
 extrakorporaler 107
 PNS 104
 VNS 114
 Vorderwurzelstimulation 90
Neurostimulatoren 70
 DBS 55
 extrakorporal 72
nicht aufladbar 27
NUB 9
NUB-Anträge 172
NUB-Entgelte 172
NUB-Status 1 173
NUB-Status 2+4 180
NYHA 33

O

Obstruktive Schlafapnoe 19
Occipitale Nervenstimulation 101
OP-Roboter 30
OPS. *Siehe* Operationen- und Prozedurenschlüssel

P

Paraparese 46
Paraplegie 46
Parkinson-Syndrom 35, 51
PAVK 38
Peripheres Nervensystem 101
Perkutane Nervenstimulation 102
Persistierendes Spinales Schmerzsyndrom 38, 67, 101
Phantomschmerz 41
Phrenikusnerv-Stimulation 131
PNS 101
Polyneuropathie 67, 101
 diabetische 67
 toxische 67
Polytrauma 30
Postlaminektomie-Syndrom 37, 38
Präoperative Epilepsiediagnostik 59
Primäres Parkinson-Syndrom 35
Programmierung 29
PTNS 102
Pudendale Nervenstimulation 102

Q

Querschnittlähmung 46

R

Radiofrequenzbehandlung
 gepulste 97
 gepulst Rückenmark 97
Ramus anterior-Stimulation 102
Rechtsherzinsuffizienz 34
Relativgewicht. *Siehe* Bewertungsrelation
Re-operation 30
Reservoir 28

Rückenmarkstimulation 67
Rückenschmerz 42, 67, 101

S

Sachkostenanteil 194
Sakrale Nervenstimulation 102
Schlafapnoe
  obstruktive 36, 125
  zentrale 36, 131
Schmerz 89
  chronischer 37
  ischämischer 38, 39
  Lokalisation 36
  neuropathischer 81
  nociceptiv 89
  peripherer 81
Schmerzbehandlung 36
Schmerzen 67
  chronische 67, 97
Schmerzsyndrom
  chronische 135
  neuropathisch 81
SCS 67
Somatoforme Schmerzen 44
Spannungskopfschmerz 39
Spastiken 46
Spinal Cord Stimulation 67
Spinale Spastik 46
Stimulation
  temporäre 97
Stuhlinkontinenz 35, 102

T

teilimplantierbar 26
teilstationär 193

Tetraparese 46
Tetraplegie 46
Tiefe Hirnstimulation 51
Toxische Polyneuropathie 43
Tremor 47
Trigeminusneuralgie 39
Trigeminus-Stimulation 101
Tumorschmerz 44, 135

V

Vagusnervstimulation 113
Vertragsärztliche Versorgung 181
Videosprechstunde 199
VNS 113
vollimplantierbar 26
Vorderwurzelstimulation 89
vorstationär 193

W

Weichteilschmerzen 67, 101
Wirtschaftlichkeitsgebot 193
Wurzelschädigung
  monoradikuläre 81

Z

ZE-Kalkulation 164
Zerebralparese 46
Zugang 73
  DBS 59
Zusatzentgelt 143, 163
  bewertet 9, 163, 169
  unbewertet 9, 163, 165
Zusatzentgelt-Kalkulation 163
Zwangsstörungen 47, 51
zweizeitig 28

Praxiswissen Abrechnung

Kodierleitfäden 2022

24,99 €

Siam
Kodierleitfaden für die Psychiatrie und Psychosomatik
Softcover | 11. Aufl. |
286 Seiten
ISBN 978-3-86216-875-0

Frankenstein/Andrassy/Täger
Kodierleitfaden für die Angiologie
Softcover | 11. Aufl. |
ca. 218 Seiten
ISBN 978-3-86216-861-3

Leist/Thalheimer
Kodierleitfaden für die Viszeralchirurgie
Softcover | 5. Aufl. |
ca. 200 Seiten
ISBN 978-3-86216-877-4

Kuhlmann/Lücke
Kodierleitfaden für die Neuromodulation
Softcover | 2. Aufl. |
ca. 200 Seiten
ISBN 978-3-86216-871-2

Meyer/Thalheimer/Bekeredjian/Kreutz
Kodierleitfaden für die Intensivmedizin
Softcover | 15. Aufl. |
ca. 300 Seiten
ISBN 978-3-86216-867-5

Thalheimer
Kodierleitfaden für die Hämatologie/Onkologie
Softcover | 19. Aufl. |
400 Seiten
ISBN 978-3-86216-865-1

Spaeth/Vittel
Kodierleitfaden für die Kardiologie
Softcover | 17. Aufl. |
ca. 216 Seiten
ISBN 978-3-86216-869-9

DGVS (Hrsg.)
Kodierleitfaden für die Gastroenterologie
Softcover | 15. Aufl. |
ca. 200 Seiten
ISBN 978-3-86216-863-7

Bischoff/Schönfeld
Kodierleitfaden für die Pneumologie
Softcover | 19. Aufl. |
ca. 249 Seiten
ISBN 978-3-86216-873-6

medhochzwei Verlag

www.medhochzwei-verlag.de

info@medhochzwei-verlag.de

weitere Titel der Reihe

Praxiswissen Abrechnung

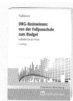

Thalheimer
DRG-Basiswissen: von der Fallpauschale zum Budget
Leitfaden für die Praxis

Softcover | 3. Auflage 2022 | ca. 160 Seiten
29,99 €. ISBN 978-3-86216-255-0
Erscheint Mai 2022.

Frankenstein
DRG kodieren Schritt für Schritt
Leitfaden für Einsteiger

Softcover | 3. Auflage 2019 | 75 Seiten
24,99 € | ISBN 978-3-86216-542-1

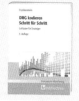

Savarino
Praxishandbuch MDK-Management
Erfolgreiches Forderungsmanagement in der stationären Krankenhausabrechnung

Softcover | 3. Auflage 2015 | 89 Seiten
24,99 € | ISBN 978-3-86216-195-9

Winkler
Medizincontrolling - ein spannendes Berufsfeld

Softcover | 2. Auflage 2015 | 102 Seiten
24,99 € | ISBN 978-3-86216-234-5

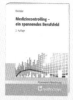